ANTI-AGING

ANTI-AGING

Fit fürs Alter

Vera Herbst

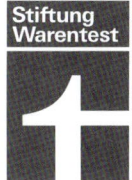

VORWORT

Die erste Anti-Falten-Creme bekommen Frauen, dezent verpackt, zum 40. Geburtstag. Mit 50 Jahren diskutieren sie, ob sie nun wohl Hormone einnehmen sollen. Und wenn sie 60 Jahre alt sind, steht bei vielen Männern und Frauen eine Packung mit Vitaminen, Kalzium usw. im Küchenregal. Der Kampf gegen das Alter, die Falten und bevorstehende Krankheiten.

Muss das sein? Hilft das wirklich? Und was aus dem großen Angebot ist das Geld tatsächlich wert, das man dafür ausgeben muss?

Mit diesen Fragen beschäftigt sich eine ganze Reihe von Wissenschaftlern. Einerseits aus beruflichen Gründen, andererseits weil auch sie gerne wüssten, wie sie den unangenehmen Seiten des Alterns entgehen können. Vieles ist auf den Prüfstand gekommen: Vitamine, Medikamente, körperliche Aktivität, Ernährungsformen. Die wichtigsten Ergebnisse dieser Arbeit sind hier zusammengetragen.

Damit Sie wissen, auf welche Weise Sie Ihre Lebensspanne in guter Gesundheit ausschöpfen können.

Vera Herbst, Braunschweig, im Sommer 2011

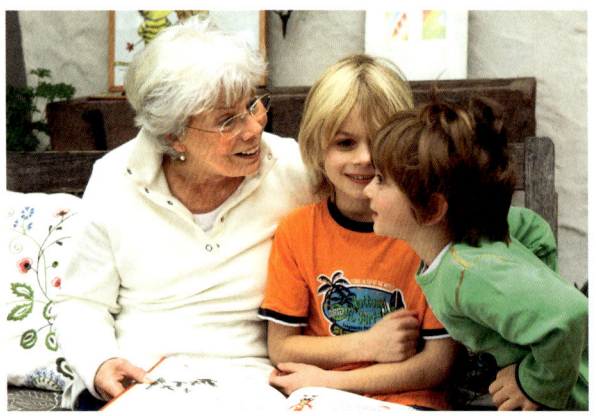
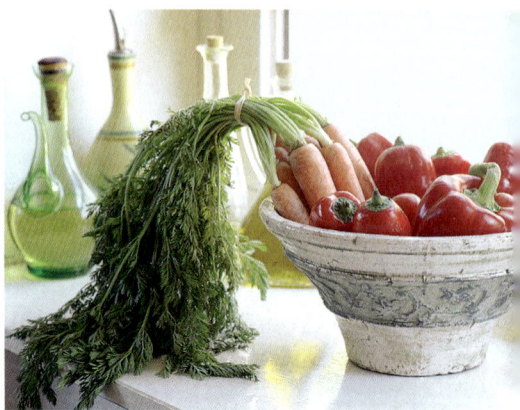

INHALT

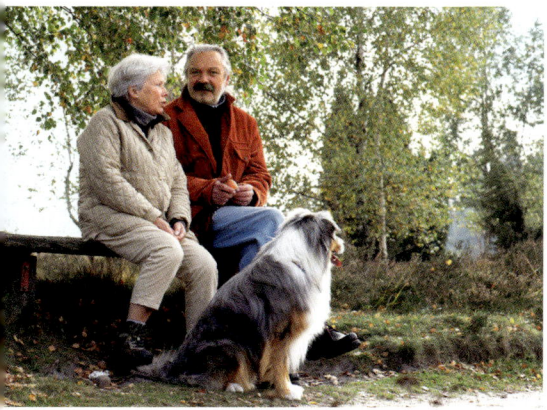
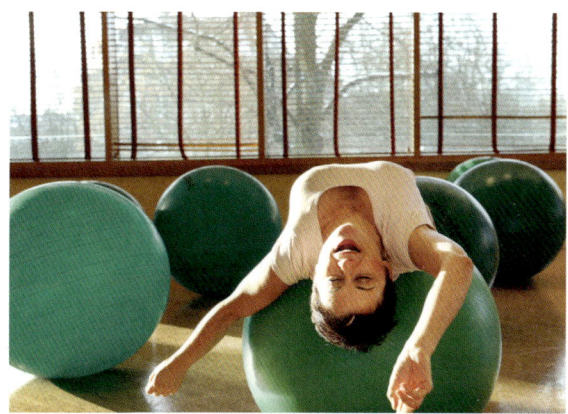

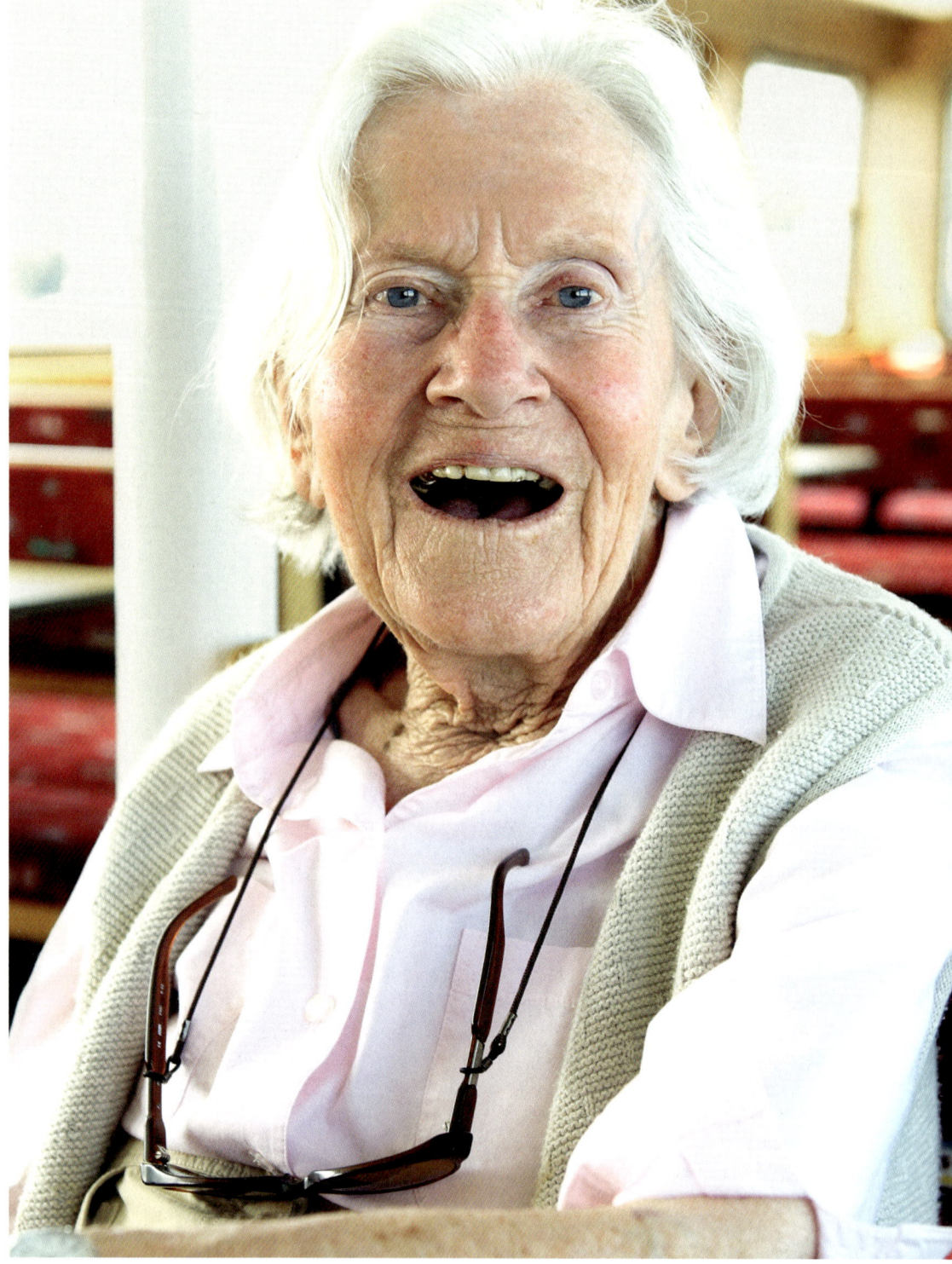

FIT FÜR DIE 100 JAHRE?

Wenn Altwerden schon unvermeidlich ist, soll es zumindest unmerklich geschehen. Der Wunsch wohl aller Menschen ist, dass ihr Lebenslicht irgendwann im sehr hohen Alter bei guter Gesundheit urplötzlich erlischt. Bei „sehr hohem Alter" ist so in etwa an eine Zeit deutlich nach dem 100. Geburtstag gedacht.

LEBENSERWARTUNG – VON ECUADOR BIS JAPAN

Um tatsächlich 100 Jahre und älter zu werden, sollten Sie in Vilcabamba wohnen, in Ecuador, im Tal der Hundertjährigen. Dort feiern erstaunlich viele Einwohner ihren 100. Geburtstag. Krankheiten scheinen sich dort nicht zu halten. Oder in Japan. Im Herbst 2006 zählte man dort 28 395 Hundertjährige, bei gut 127 Millionen Einwohnern. Auch im Kaukasus gibt eine ungewöhnlich große Zahl von Menschen ihr Alter mit 120 bis zu 170 Jahren an. In Deutschland mit seinen gut 81 Millionen Einwohnern waren laut Max-Planck-Institut für demographische Forschung in Rostock im Jahr 2006 etwa 6 000 Personen älter als 100 Jahre.

Kann man wirklich glauben, dass andernorts so viele Leute so alt werden? Wissenschaftler, die die Angaben zu den Methusalems auf ihre Glaubwürdigkeit hin untersuchen, geben ernüchternde Antworten. In Ecuador lässt sich mangels genauer Aufzeichnungen über die Geburten nichts überprüfen.

In Japan gibt es verlässliche Geburtsdaten erst ab etwa 1885. Doch 110, 115 Jahre später ist nicht gesichert, dass die dazugehörenden Sterbedaten zur Verfügung stehen. Das zeigte sich, als die Behörden im Jahr 2010 die Melderegister durchforsteten. Dabei entdeckten sie die Namen von 230 000 über Hundertjährigen, die nicht auffindbar waren. Zu ihnen gehörten auch fast tausend angeblich über 150-Jährige. Auslöser dieser Nachforschungen war die Nachricht, dass Angehörige den Tod ihrer Verwandten jahre- und jahrzehntelang verheimlicht hatten, um die Pensionen der Verstorbenen zu kassieren. Hier war also schlicht Versicherungsbetrug die Erklärung für die ungewöhnlich hohe Zahl an extrem alten Menschen. Im Kaukasus dagegen scheint Übertreibung die Wurzel des Greisentums zu sein. Zuverlässige Dokumente, die das Superalter belegen könnten, gibt es nicht. Auch in den USA, wo es rund 50 000 Hundertjährige geben soll, hapert es bei vielen mit der Richtigkeit der Angaben. Dennoch leben dort die meisten Menschen von 115 und mehr Jahren. Weltweit erreichten nach 1990 nachweislich fast 20 Personen dieses biblische Alter.

Die biologische Grenze eines Menschenlebens scheint etwa um 120 Jahre herum zu liegen. Damit bestätigt die Wissenschaft, was schon die Bibel vorgibt: „Ich will ihm als Lebenszeit geben hundertundzwanzig Jahre." (Genesis, 1. Mose, Kapitel 6, Vers 3) Selbst die altindische Wissenschaft vom langen Leben, Ayurveda, billigt Menschen nicht viel mehr als 120 Jahre zu. Dazu passt, dass der bisher älteste Mensch mit dokumentiertem Geburts- und Todesjahr, die Französin Jeanne Louise Calment aus Arles, 122 Jahre und 164 Tage alt wurde. Als zweitältester

Mensch gilt der Japaner Shigichio Izumi. Er starb 1986 im Alter von 120 Jahren und 237 Tagen. Bisher sind das aber Ausnahmeerscheinungen. Statistische Auswertungen zeigen, dass die Höchstspanne menschlichen Lebens recht genau um 108 Jahre liegt. Länger kann der menschliche Körper den Umwelteinflüssen in der Regel nicht standhalten. Seine innere Uhr ist abgelaufen. Demgegenüber lag die durchschnittliche Lebenserwartung für einen im Jahr 2008 in Deutschland neugeborenen Jungen bei 77,6 Jahren, für ein Mädchen bei 82,7 Jahren.

Verglichen mit früheren Generationen ist das enorm. Noch 1950 lag die mittlere Lebenserwartung für Frauen 4,3 Jahre niedriger, für Männer sogar 6,5 Jahre. Und die hinzugekommenen Jahre werden in relativ guter Lebensqualität verbracht. Anders als häufig angenommen, trägt der therapeutische Fortschritt in der Medizin zu dieser Zunahme allerdings nur einen relativ geringen Teil bei. Viel zentraler für die Lebenserwartung sind die Lebensbedingungen und Bildungschancen, die Ernährungs- und Arbeitsmöglichkeiten, die Hygieneeinrichtungen und Wohnbedingungen.

WAS STEUERT DAS ALTERN?

Wie sich Altern anfühlt, wie es sich auswirkt, lässt sich beobachten, beschreiben, dokumentieren. Was den Prozess aber auslöst, woher das Startsignal dazu kommt, darüber gibt es noch kein gesichertes Wissen. Weitgehend einig sind sich die Wissenschaftler, dass es keine Gene gibt, die das Altern als zielgerichteten Vorgang steuern. Es ist unwahrscheinlich, dass Gene das Startsignal für „Von nun an geht's bergab" geben. Auch ein „Todesgen" gibt es wohl nicht.

Verschiedene Theorien werden diskutiert, um das Altern zu erklären. Die einen beschäftigen sich vornehmlich mit der Frage, warum Lebewesen überhaupt altern. Die anderen wenden sich der Frage zu, was diesen Prozess ausmacht und wie man ihn vielleicht aufhalten kann.

Unsterblichkeit ist für die Natur nicht erstrebenswert. Denn das würde bedeuten, dass die einmal vorhandene genetische Ausstattung von Lebewesen weitgehend bestehen bleibt. Das würde es ihnen äußerst schwer machen, sich den ununterbrochen ändernden Bedingungen ihrer Lebensumwelt anzupassen. Ihr baldiges Aussterben wäre wahrscheinlich. Viel er-

INFO   Sie hat Charles Darwin noch gekannt

Über Harriet gibt es sogar einen Eintrag in der Internet-Enzyklopädie Wikipedia. Die Riesenschildkröte wurde etwa 1830 auf den Galápagos-Inseln geboren und von Charles Darwin, dem Forscher und Weltreisenden, nach England gebracht. Etwa 175-jährig starb sie 2006 in einem australischen Zoo an Herzversagen.

Schildkröten können mehr als 300 Jahre alt werden. Wale können es auf etwa 200 Jahre bringen. Die Lebewesen mit der längsten Lebenserwartung sind sie dennoch nicht. Sieger im Methusalem-Wettbewerb ist nach derzeitigem Wissen ein Schwamm, der in der Tiefe des antarktischen Meeres lebt. Man geht davon aus, dass das gefundene Exemplar mehr als 10 000 Jahre alt ist.

Ihnen allen gemeinsam ist ein Leben in Zeitlupe. Darin scheint das Geheimnis ihrer Langlebigkeit zu liegen. Forscher vermuten, dass der begrenzende Faktor der Lebenszeit letztlich in der Energiemenge liegt, die ein Lebewesen pro Kilogramm Körpergewicht verbraucht. Je geringer die Stoffwechselrate ist, desto länger reicht die Kapazität der energieliefernden Strukturen in den Zellen und desto länger kann dieser Organismus existieren – allerdings auf Sparflamme.

BILD 1 Altern ist ein Naturgesetz
BILD 2 Lebensfreude überstrahlt Falten

folgreicher ist in der Natur dagegen, bestehende Generationen durch neue zu ersetzen, die aus der Begegnung eines männlichen und eines weiblichen Prinzips entstanden sind. Auf diese Weise werden die Chromosomen verschiedener Wesen neu kombiniert. Es entstehen Organismen, die andere Eigenschaften haben als ihre Eltern. Das ist eine wesentliche Voraussetzung, um sich fortwährend weiterzuentwickeln und seine Überlebenschancen zu mehren.

Wegwerftheorie

Eine der Alternstheorien, die auf der Überlegenheit sexueller Fortpflanzung fußt, stammt von Thomas Kirkwood, einem englischen Alternsforscher. Er griff das Wissen um die evolutionäre Entwicklung von Lebewesen auf und veröffentlichte 1977 folgenden Gedanken. Allen Lebewesen steht nur eine begrenzte Menge an Energie zur Verfügung. Da sie nicht beliebig vermehrt werden kann, muss sie zwischen den verschiedenen Phasen des Lebens aufgeteilt werden. Im Sinne der Evolution ist es besonders erstrebenswert, vornehmlich in die Phase zu investieren, in der Vermehrung möglich ist. Demgegenüber bringt es in evolutionärer Hinsicht weniger, wenn ein Lebewesen den Großteil seiner Möglichkeiten in den Erhalt des Körpers und seiner Funktionen steckt, also für Langlebigkeit sorgt. Dieser Theorie zufolge ist der Körper in letzter Konsequenz also ein vergängliches Instrument für die Reproduktion. Hat er seine Aufga-

be erfüllt, wird er entbehrlich. Daher wird diese Theorie als „Disposable-Soma-Theorie" bezeichnet. Der englische Begriff „disposable" steht für „austauschbar", „zum Wegwerfen" und „Soma" ist das griechische Wort für Körper.

Ein Zählwerk in den Zellen

Neben dieser Überlegung, warum Lebewesen altern, gibt es noch eine Reihe anderer. Im Folgenden werden einige Theorien vorgestellt, mit denen man zu erklären versucht, was den eigentlichen Vorgang des Alterns auslöst.

Da ist zum Beispiel die Theorie der verkürzten Telomere. Bereits 1963 fiel auf, dass sich Körperzellen nicht beliebig oft teilen. Bei Körperzellen von jungen Erwachsenen ist nach etwa 60 Teilungen Schluss. Dann sterben sie ab. Die Ursache liegt darin, dass sich bei jeder Teilung die Telomere verkürzen. Telomere sind Komplexe aus Eiweiß und der Erbsubstanz DNA. Wie eine Kappe sitzen sie am Ende eines jeden Chromosoms. Dort wirken sie einerseits als Schutz für das Chromosom, andererseits sorgen sie dafür, dass die Chromosomen bei der Zellteilung in voller Länge verdoppelt werden können. Verkürzte Telomere gehen mit Alternsprozessen in der Zelle einher, an deren Ende der Tod der Zelle steht.

Die Geschwindigkeit, mit der Telomere verloren gehen beziehungsweise wie viel von ihnen bei einem Teilungsvorgang jeweils abgeknipst wird, hängt von der Intensität des oxidativen Stresses ab (siehe

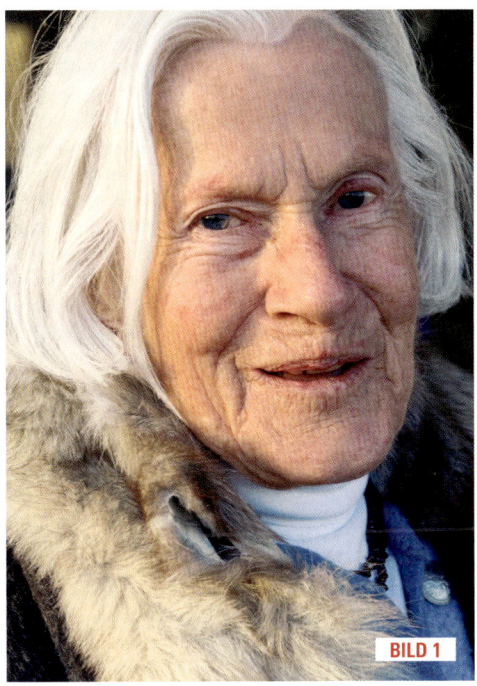

BILD 1

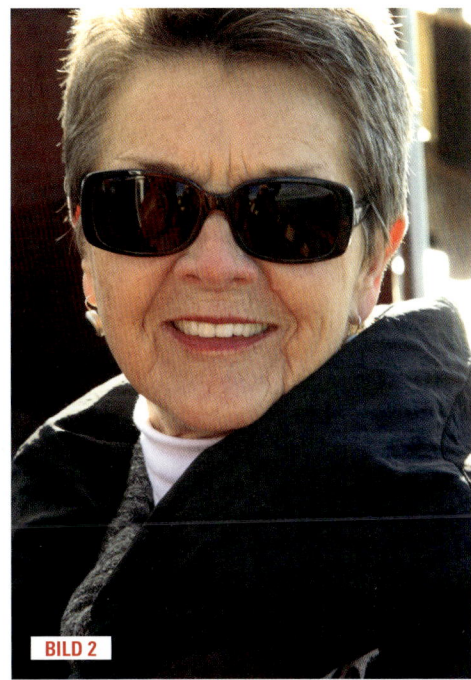

BILD 2

Seite 14). Je mehr aggressive Sauerstoff-verbindungen entstehen oder je weniger abgefangen werden können, desto mehr Telomere gehen verloren.

Nur zwei Arten von Zellen können sich unbegrenzt teilen: Geschlechtszellen und manche Tumorzellen. Sie produzieren ein Enzym, mit dessen Hilfe sie die Telomere ihrer Chromosomen wieder verlängern können. Für die Entdeckung dieses En-zyms und seiner Funktion sind drei US-amerikanische Forscher im Jahr 2009 mit dem Nobelpreis ausgezeichnet worden.

Der Gedanke liegt nahe, dieses Enzym zu Anti-Aging-Zwecken einzusetzen. Ob das aber je erfolgreich sein kann, ist zwei-felhaft. Es ist zu erwarten, dass durch die Enzymwirkung auch jene Zellen nicht mehr abgebaut werden können, die der Körper eigentlich entfernen will, weil sie geschädigt sind. Dann wäre der Preis für das Aufhalten des Alterns eine Zunahme an Krebserkrankungen. Im Endergebnis also nicht wirklich ein Gewinn.

Verzuckerte Moleküle

Eine weitere Theorie, die den Prozess des Alterns erklären soll, beschäftigt sich mit den „Advanced Glycosylation Endpro-ducts". Übersetzen könnte man den eng-lischen Begriff mit „Endprodukte fortge-schrittener Glykosylation". Damit sind spezielle Eiweiße gemeint, die im Kontakt mit Blutzucker neue Strukturen bilden, welche sich in der Folge mit weiteren Substanzen zusammenlagern können.

Diese Theorie der „Endprodukte fortge-schrittener Glykosylation" geht davon aus, dass die meisten Alterskrankheiten ihren Ursprung in „verzuckerten Eiweißen" ha-ben. Als Beleg dafür wird Diabetes melli-tus (Zuckerkrankheit) angeführt.

Bei Menschen mit Diabetes mellitus, denen es nicht gelingt, ihren Zuckerstoff-wechsel sehr gut einzustellen, enthält das Blut viel Zucker. Dieser verbindet sich mit dem Blutfarbstoff Hämoglobin zu verzu-ckertem Eiweiß. Verzuckertes Hämoglobin ist eine wesentliche Ursache für viele der

Komplikationen, die bei einer langjährigen, unzureichend behandelten Diabeteserkrankung auftreten können. Diese Langzeitschäden betreffen vor allem das Herz und die Blutgefäße. Es entstehen die gleichen Krankheiten, die auch als typische Alterskrankheiten eine Rolle spielen: koronare Herzkrankheit, Schlaganfall, Durchblutungsstörungen. Aus dem Zusammenhang zwischen verzuckerten Eiweißen und den typischen Diabetes-Folgeerkrankungen hat man die Idee abgeleitet, niedrige Blutzuckerwerte könnten eine Möglichkeit sein, für ein besonders langes Leben zu sorgen. Das soll man vor allem durch eine karge Kost erreichen, die nur wenig reinen Zucker enthält, und durch körperliche Anstrengung. Damit decken sich die hierbei empfohlenen Verhaltensweisen für ein langes Leben mit denen, die ihren Nutzen tatsächlich erwiesen haben (siehe Für Hungerkünstler, Seite 41).

Sinkende Hormonwerte

Die Veränderungen, die der menschliche Körper mit den Jahren durchmacht, spiegeln sich auch in den Hormonen wider. Sehr viele Stoffwechselprozesse werden durch spezielle Hormone gesteuert. Bei vielen Hormonen ändert sich die Menge, die der Körper von ihnen produziert, im Laufe des Lebens. So sind bis zur Pubertät die Geschlechtshormone nur in geringer Konzentration vorhanden; während der Geschlechtsreife werden sie dann in viel größerer Menge ausgeschüttet und mit dem Alter sinkt ihre Konzentration

wieder ab. Markante lebenszeitliche Veränderungen weist unter anderem die Produktion des Wachstumshormons auf. Näheres hierzu finden Sie auf Seite 43.

Diese altersbedingten Konzentrationsänderungen im Hormonsystem betreffen fast alle körpereigenen Hormone. Aus dieser Beobachtung haben einige Forscher die neuroendokrine Theorie (neuro = Nerven, endokrin = vom Hormonsystem kommend) zur Erklärung des Alterns abgeleitet. Ihre schlichte These: Weil die Hormonkonzentration sinkt, altert der Mensch. Ebenso schlicht ist ihre Schlussfolgerung: Wenn man die im Alter verringerten Hormone zuführt und auf Werte wie in der Jugend bringt, müsste man das Altern aufhalten können.

Dieser Theorie wird jedoch vehement widersprochen. Die Gegner sagen, das Absinken der Hormonspiegel sei nicht die Ursache des Alterns, es sei vielmehr ein Teil des unaufhaltsamen Prozesses im Körper. Daher halte es das Altern auch nicht auf, wenn man die Hormone ersetzt.

Oxidativer Stress

Welche Alternstheorie auch immer diskutiert wird – das Schlüsselwort für alle Alternsprozesse scheint wohl „oxidativer Stress" zu sein. Letztlich sind die Auswirkungen eines Übermaßes an sehr reaktionsfähigen Sauerstoffverbindungen der Auslöser für alle Vorgänge, die das Altern einleiten. Diese Sauerstoffverbindungen entstehen bei den im Organismus jederzeit ablaufenden Stoffwechselvorgängen, vor allem bei denen, die der Energiege-winnung dienen. Der Körper ist darauf eingerichtet, diese aggressiven Verbindungen abzufangen und unschädlich zu machen. Nehmen sie jedoch überhand, geraten die Zellen unter „oxidativen Stress". Die Entgiftungs- und Reparatur-mechanismen sind überfordert. Sie schaffen es nicht mehr, alle aggressiven Sauerstoffverbindungen auszuschalten. Dann können die Zellen Schaden nehmen. Beeinträchtigt werden vor allem die Prozesse, mit denen sich die Zellen verständigen und mit denen sie ihren Austausch untereinander organisieren. Diese Fehlfunktionen sind eine wichtige Ursache für die mit dem Alter abnehmende Belastbarkeit.

Reaktionsfähige Sauerstoffverbindungen können darüber hinaus die Erbsubstanz im Zellkern schädigen. Die meisten Schäden behebt der Körper zwar selbst, doch je länger das Leben dauert, desto weniger ist er in der Lage, die erforderlichen Reparatursubstanzen zu produzieren, und desto mehr veränderte Erbsub-

stanz sammelt sich an. Sie kann zur Ursache von Fehlfunktionen der Zellen und von bösartigen Veränderungen werden.

Zellen, in denen sich viel geschädigte Erbsubstanz angesammelt hat, kann der Organismus gezielt beseitigen. Programmierter Zelltod, Apoptose, nennen Mediziner das. Es läuft ein Programm ab, das die Zellen abbaut. Auf diese Weise schützt sich der Körper vor der Entstehung bösartiger Tumoren. Doch auch das hat Grenzen. Wenn sehr viel Zellmaterial durch programmierten Zelltod verloren geht, beschleunigt dies das Altern.

Welche Theorie zur Erklärung des Alterns auch herangezogen wird – sie alle fußen darauf, dass etwas entsteht, was vom jugendlich-kräftigen, anpassungsfähigen Organismus beseitigt oder ausgeglichen werden kann, vom alternden jedoch nicht mehr in ausreichendem Maß. Ein Phänomen, das sich mit dem deckt, was alle Menschen an sich beobachten: Im Alter geht alles langsamer, manches gar nicht mehr.

WIE WIRD MAN SEHR ALT?

Sicher ist: Die Antwort auf die Frage, mit welcher Lebenserwartung jemand rechnen darf, liegt zu etwa einem Fünftel bis einem Drittel in den Erbanlagen. Wenn Eltern und Großeltern steinalt geworden sind, dürfen auch die Enkel mit einigem Recht darauf hoffen.

Was aber die anderen Anteile an der Langlebigkeit angeht, waren die Bemühungen um Aufdeckung des Geheimnisses bisher enttäuschend. Als man Superalte befragte, zeigte sich: Die einen hatten immer gesund gelebt und waren bis ins hohe Alter tätig, andere konnten Obst und

Gemüse nicht ausstehen und hielten sich an die Devise von Winston Churchill: „No sports". Gemeinsam war ihnen allen jedoch, dass sie niemals oder allenfalls ganz wenig geraucht haben und niemals übergewichtig waren.

Festhalten lässt sich bezüglich der Langlebigkeit außerdem: Allenfalls einer von zehn Methusalems ist männlich. Die Auslese der Geschlechter findet allerdings in der Zeit vor dem 100. Geburtstag statt. Ist die 100 erst einmal überschritten, gibt es

---

INFO   **Warum leben Frauen länger als Männer?**

Keine Frage: In unserer Zeit können Frauen damit rechnen, ihre Männer zu überleben. Doch warum Frauen länger leben als Männer, ist nach wie vor nicht ganz schlüssig zu beantworten.

Eine Überzahl von alten Frauen gibt es in Europa erst seit Mitte des 19. Jahrhunderts. In Ländern mit insgesamt niedriger Lebenserwartung existiert dieses Phänomen bis heute nicht. Nonnen und Mönche, bei denen man davon ausgehen kann, dass sie unter recht ähnlichen Bedingungen leben, werden in etwa gleich alt. Es ist also anzunehmen, dass die gesellschaftlichen Bedingungen und individuelle Verhaltensweisen eine wichtige Rolle beim Altwerden spielen.

Dazu gehört, dass sich Frauen eher gesund ernähren als Männer, sie statistisch weniger Alkohol konsumieren, sie früher und öfter medizinische Hilfe in Anspruch nehmen und dass nicht nur ihr Berufsleben mit weniger körperlichen Risiken behaftet ist, sondern

dass sie auch ihre Freizeit weniger riskant gestalten.

Hinzu kommt, dass in den ersten Lebensjahren mehr Jungen als Mädchen sterben. Jungs sind anfälliger für Krankheiten und überstehen sie schlechter. Vielleicht sind sie weniger robust, weil ihre Geschlechtschromosomen verschieden sind, nämlich ein X- und ein Y-Chromosom. Gibt es auf einem dieser Chromosomen einen Fehler, kann er nicht durch den richtigen Abschnitt auf dem anderen Chromosom ausgeglichen werden. Da sind Frauen, deren Geschlechtschromosomen mit zwei X-Chromosomen gleich sind, im Vorteil. Auch im Alter zwischen 15 und 70 Jahren sterben deutlich mehr Männer als Frauen. Die Zahl der männlichen Toten ist in diesen Jahren ungefähr doppelt so hoch wie die der Frauen. Das geht vor allem auf das Konto junger Erwachsener. Die häufigsten Todesursachen bei jungen Männern sind Unfälle und Suizide.

weder für Frauen noch für Männer spezielle Vor- oder Nachteile für Langlebigkeit.

Genetische Voraussetzung

Inzwischen scheint man den Ursachen für ungewöhnliche Langlebigkeit mit den Methoden der modernen Wissenschaft nach und nach auf die Spur zu kommen. Immer deutlicher wird, dass die Gene darüber entscheiden, ob das Lebenslicht 80 oder 90 Jahre lang brennt oder 110 und noch mehr Jahre lang reicht.

Eine Bostoner Forschergruppe hat im Chromosomensatz von über 100-Jährigen eine Reihe von Genvarianten entdeckt, anhand derer sie mit erstaunlicher Sicherheit eine spezielle Langlebigkeit voraussagen können. Die besonders Langlebigen haben offenbar eine genetische Ausstattung, die sie vor einem vorzeitigen Tod durch Krankheiten schützt. Beispielsweise haben sie seltener jenen Genabschnitt, der bei Menschen mit hohem Risiko für Arteriosklerose und Alzheimer-Demenz oft vorkommt. Außerdem sind bei diesen Menschen jene Prozesse auch im hohen Alter noch aktiv, mit denen der Körper aggressive Sauerstoffmoleküle unschädlich macht

(siehe Seite 14) und Chromosomenfehler repariert. Dadurch altern diese Personen insgesamt sehr langsam und leben länger gesund.

Gute Anlagen sind aber nur eine Voraussetzung für ein langes Leben. Ob die genetisch vorgegebene Lebenserwartung ausgeschöpft wird und ob jemand dieses Ziel in relativer Vitalität erreicht, statt sich viele Jahre lang mit allerlei Krankheiten zu plagen, wird entscheidend von Umweltfaktoren beeinflusst. Sie können einerseits dafür sorgen, dass Langlebigkeitsgene an- oder abgeschaltet werden. Andererseits können Umweltfaktoren Zellschäden hervorrufen, die irgendwann selbst von einer exzellenten Immunabwehr nicht mehr behoben und auch nicht mehr ausgeglichen werden können. Wobei unter Umweltfaktoren all das zusammengefasst wird, was die Art und Weise ausmacht, wie jemand lebt. Also vor allem die Faktoren, die den Hauptteil dieses Ratgebers ausmachen: Ernährung, Bewegung, Rauchen. Auch die Intensität der Stressbelastung spielt eine Rolle beim Altern und die Belastung durch Schadstoffpartikel zum Beispiel in der Luft, durch Nahrungszusätze und Arbeitsbedingungen.

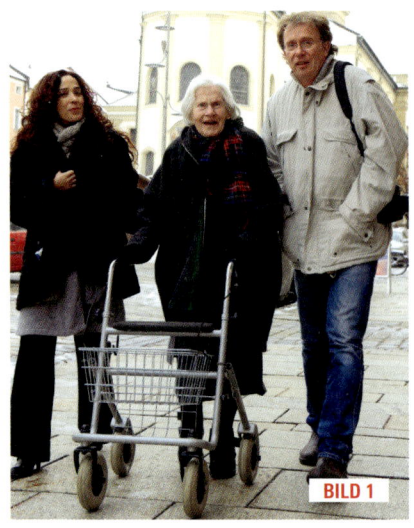

BILD 1

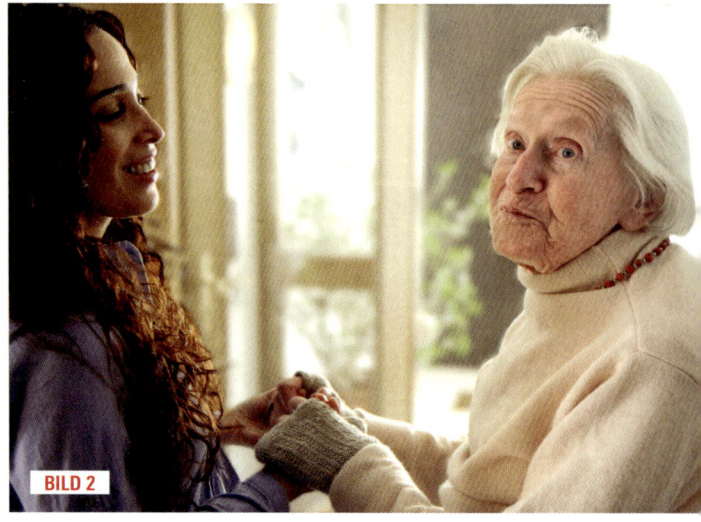

BILD 2

WIE GEHT'S MIT 100?

Das Gratulationsschreiben des Bundespräsidenten, das der Briefträger zum 100. Geburtstag bringt, erreicht Menschen, die mehr oder minder gut auf den Beinen sind, deren Kopf fit ist oder nur noch eingeschränkt funktioniert, die zum Sehen und Hören Unterstützung brauchen oder nicht. Doch wer sie nach ihrem Befinden fragt, bekommt von praktisch allen zu hören: „Mir geht's gut."

Und das, obwohl kaum jemand von ihnen ohne Krankheiten ist. Im Gegenteil: Untersuchungen von Hundertjährigen ergeben immer wieder, dass die meisten von ihnen zehn und mehr krankhafte Organveränderungen zugleich aufweisen. Doch anders als ihre Altersgenossen sind sie an den chronischen Erkrankungen, die sich im Laufe der Zeit bei allen Menschen einstellen, nicht gestorben.

Alternsforscher sind der Frage nachgegangen, ob der Grund für dieses lange Leben eine besondere körperliche Robustheit ist oder ob psychische und soziale Faktoren das Entscheidende sind. Offenbar hat die Persönlichkeit wohl doch einen

ganz erheblichen Anteil an der Langlebigkeit. Menschen, die sehr alt geworden sind, sind emotional sehr stabil. Was auch geschieht – nichts wirft sie komplett aus der Bahn. Die einen sagen: „Ich bin immer Optimist gewesen." Eine 93-Jährige erklärt diese Gemütsverfassung so: „Ich habe im Krieg die Heimat verloren, meinen ganzen Besitz, bin allein und ohne Habe mit zwei kleinen Kindern geflohen – was soll mich noch erschüttern?"

Es fällt auf, wie viele sehr Alte starke Persönlichkeiten sind. Sie sind zwar nicht unbedingt dominant, hadern aber nicht mit ihrem Schicksal, sondern richten sich darin so ein, dass sie zufrieden leben. Als Jeanne Louise Calment mit 110 Jahren doch ins Altenheim zog, sprach sie nur widerwillig über ihre Sorgen und die Menschen, die sie verloren hatte. Sie hat immer nach vorne geschaut, nicht zurück, und sie wollte sich auch ihre letzten Jahre nicht von der Vergangenheit überschatten lassen.

Mit großer Offenheit haben diese Menschen Neues angepackt, nicht nur in jun-

BILD 1 Gemeinsam altert es sich leichter
BILD 2 Jung und alt haben sich etwas zu geben

gen Jahren. Sie sind extrovertiert und kontaktfreudig. Weil sie verträglich sind und man mit ihnen gut auskommt, sind sie eingebunden in einen lebendigen Kreis von Verwandten, Freunden und Bekannten. Sie wissen, wie sie auch im hohen Alter noch Andere für sich interessieren können und tun, was möglich ist, um sich die Gesellschaft Anderer zu erhalten. Sie hadern nicht mit den Widrigkeiten, die das Leben so mit sich bringt. Sie begeistern sich für das, was ihnen gefällt, lassen links liegen, was sie nicht interessiert, und gehen über das hinweg, was sie nicht ändern können. Sie freuen sich einfach ihres Lebens.

Diese Stärken befähigen sie, Krankheiten als vorübergehende Beeinträchtigungen oder altersbedingte Veränderungen hinzunehmen. Sie leiden darunter nicht massiv und lassen ihr Leben davon bestimmen, sondern schätzen ihren Körper so ein, dass er sie schon weitertragen wird. Je älter diese Menschen werden, desto mehr innere Kraft müssen sie jedoch aufwenden, um die zunehmenden Einschränkungen und Verluste auszugleichen. Wahrscheinlich empfinden sie das Alter erst dann als deutliche Bürde, wenn der Grad der Einschränkung ihre Ausgleichsmöglichkeiten übersteigt.

Diese Beschreibung des Befindens von über 100-jährigen Menschen stammt aus einem Forschungsbericht des Deutschen Zentrums für Alternsforschung, für den stichprobenartig ausgewählte Menschen von über 100 Jahren befragt wurden. Damit ist nicht gesagt, dass diese Eigenschaften grundsätzlich ein langes Leben garantieren, doch es zeigt einmal mehr, dass Altsein nicht gleichbedeutend ist mit krank, leiden, einsam und unglücklich sein. Zwar kann das eine wie das andere eintreten: Ein Betagter kann krank darniederliegen, kann von einem Unglück getroffen werden. Doch muss daraus keine unentrinnbare Verkettung werden. Wer alt ist, muss nicht krank sein. Wer krank ist, muss nicht leiden und weder einsam noch unglücklich sein.

Der Gedanke, dass das Alter eine betrübliche Lebenszeit ist, spiegelt wohl vor allem die Vorstellung jüngerer Menschen wider. So wie sich 14-Jährige kaum vorstellen können, dass sie jemals das in ihren Augen biblische Alter von 48 Jahren erreichen, können sich die Leute in der midlife crisis nicht ausmalen, dass sie mit 96 Jahren lebensfroh sein können, obwohl sie krumm und lahm sind und Sexualität und schnelle Autos keine Rolle mehr spielen.

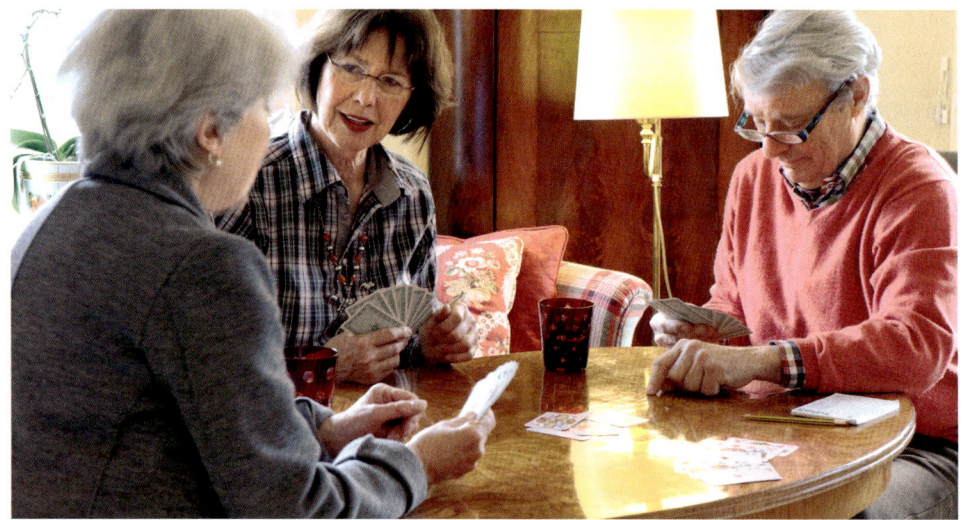

GEFÜHLTES ALTER

Ein Rentnerehepaar trifft unterwegs Bekannte, die sie lange nicht gesehen haben. Als sie nach dem Plausch wieder allein sind, sagt er zu ihr: „Die beiden sind aber alt geworden! Komisch, früher waren wir doch mal gleich alt."

Das Alter scheint eine sehr wandlungsfähige Größe zu sein. Da gibt es die exakte Zahl, die sich aus der Geburtsurkunde errechnen lässt. Dann gibt es das gefühlte Alter, das heutzutage ab der Lebensmitte meist 15 bis 20 Jahre unter dem kalendarischen Alter liegt. Je fitter sie sich fühlen, desto weniger alt empfinden sich die meisten. Dann gibt es das Alter, das man in den Augen der Anderen hat. Anders als die Anti-Aging-Fans meinen, beruht diese Beurteilung nicht allein auf Signalen von Äußerlichkeiten wie Figur und Falten, Haarfarbe und -fülle. Mindestens ebenso aussagekräftig ist die Ausstrahlung. Menschen, deren Augen blitzen, wenn sie das Weltgeschehen kommentieren, und deren Blick beim Reden den Gesprächsteilnehmer fesselt, werden nicht als „alt" wahrgenommen. Geistige Beweglichkeit und

eine weltoffene Einstellung lassen körperliche Einschränkungen rasch in den Hintergrund treten.

Und dann gibt es noch das biologische oder medizinische Alter. Bei den Tests dazu werden genau die Punkte abgefragt, um die sich auch in diesem Ratgeber vieles dreht:

- Wie ist Ihr Gewicht?
- Ernähren Sie sich gesund?
- Bewegen Sie sich ausreichend?
- Rauchen Sie?
- Wie viel Alkohol konsumieren Sie?
- Wie sind Ihre Blutdruck- und Cholesterinwerte?
- Gibt es Hinweise auf Krankheiten oder auf Langlebigkeit in der Familie?
- Haben Sie geistige Interessen? Haben Sie Partner und Freunde?

Der Arzt könnte Ihr medizinisches Alter nach entsprechenden Untersuchungen und anhand des Organzustands und der körperlichen Verfassung sogar noch detaillierter angeben.

BILD Alter ist eine wandlungsfähige Größe

GUT VORBEREITET

So unterschiedlich die Vorstellungen der Einzelnen sein mögen, was sie in der Zeit jenseits der beruflichen Pflichten tun – in einigen Punkten stimmen doch alle überein. Sie wollen gesund sein, klar im Kopf und ihren Alltag eigenständig managen. Zudem wäre es gut, wenn die finanziellen Mittel für ein sorgenfreies Leben ausreichten und man noch lange in dem gewohnten Kreis von Verwandten, Freunden und Bekannten eingebunden bliebe.

Nur sehr selten erfüllen sich diese Wünsche ganz von allein. Zumeist sind sie das Ergebnis eines weit vorausschauenden Verhaltens. Letztlich gelingt alles, was zu einer Zeit beginnt, in der das Alter noch in weiter Ferne liegt, besser, als wenn man bereits zu den Senioren gehört. Wer ab 25 etwas für die Rente zur Seite legt, spart mehr an als derjenige, dem mit 45 Jahren einfällt, dass er irgendwann nicht mehr bezahlt arbeiten wird. Wer mit 50 vor lauter Arbeit seine Freundschaften vernachlässigt, braucht sich nicht zu wundern, wenn ihm mit 70 nur noch der Computer als Gegenüber zum Schachspielen bleibt. Wer ab 16 Nichtraucher ist, hat bessere Voraussetzungen, gesund zu bleiben, als jemand, der sich erst mit 60 Jahren zur Zigarettenabstinenz durchringen kann. Und wenn der tägliche 5-km-Marsch schon mit 40 zum Tagesprogramm gehört, ist mehr gegen Typ 2 Diabetes getan, als wenn das Fitnessprogramm erst mit 65 Jahren auf Drängen

des Arztes startet. Die Lebenserwartung ist in Deutschland in den vergangenen Jahrzehnten zwar Jahr für Jahr gestiegen, doch viele Menschen verzichten offenbar – bewusst oder unbewusst – darauf, ihre maximal erreichbare Lebensspanne auszukosten beziehungsweise diese Jahre in bestmöglicher Gesundheit genießen zu können. Sie vernachlässigen, was sie gesund erhalten könnte, und tun stattdessen mit Fleiß das, was Verschleißerscheinungen und chronischen Krankheiten Vorschub leistet. Dabei gibt es eine Reihe von Faktoren, die nachweislich zum Gesundbleiben beitragen:

- Nicht rauchen
- Lebenslang rege körperliche Aktivität
- Ausgewogene Ernährung
- Kein Übergewicht
- Mäßiger Alkoholkonsum
- Nützliche Impfungen wahrnehmen

Zu dieser echten Vorbeugung können noch Früherkennungsuntersuchungen hinzukommen, mit denen sich Krankheiten oder die Tendenz dazu frühzeitig feststellen lassen. Dann lässt sich ihnen zwar nicht mehr vorbeugen, doch die nun notwendige Behandlung kann wenig(er) eingreifend und belastend sein. Ein Beispiel dafür sind hoher Blutdruck und ein gestörter Fettstoffwechsel, die durch Maßnahmen, die ohne Medikamente auskommen, korrigiert werden können. Ein Weiteres

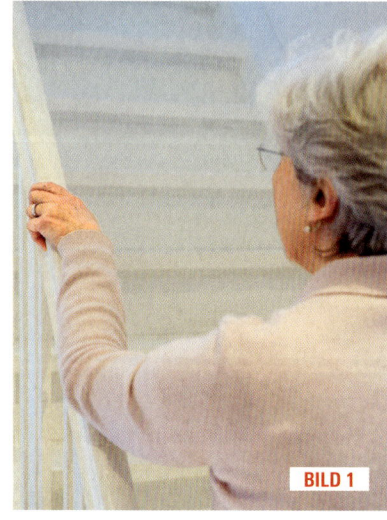
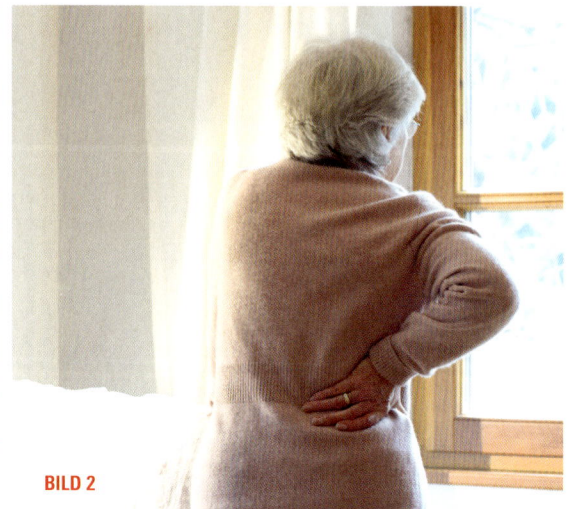

BILD 1   BILD 2

sind Krebserkrankungen, von denen einige, wenn sie im Frühstadium erkannt werden, so behandelt werden können, dass sie die Lebenserwartung nicht schmälern.

Doch selbst ein gesunder Lebensstil ist keine Garantie für unbeschwertes Altern. Nicht alle Veränderungen lassen sich vermeiden. Die Anpassungsfähigkeit der Augen an unterschiedliche Sehabstände lässt bei allen Menschen nach; und diejenigen, die dennoch keine Lesebrille tragen, hatten entweder vorher eine geringe Fehlsichtigkeit, die nun durch die Alterssichtigkeit ausgeglichen wird, oder sie nehmen schlechtes Sehen in Kauf.

Die Knochendichte nimmt bei allen Menschen ab. Die Krankheit Osteoporose (siehe Seite 85) mit Knochenbrüchen wird daraus allerdings erst, wenn andere Faktoren hinzukommen. Infektionskrankheiten zum Beispiel gibt es im Alter nicht notwendigerweise häufiger als sonst, aber sie können schwerer verlaufen und länger anhalten, weil der Körper zur Bewältigung mehr Zeit braucht als früher. Aus diesem Grund kann auch die Entscheidung für bestimmte Impfungen, zum Beispiel die gegen Grippe, anders ausfallen als in jüngeren Jahren.

Vorbeugung erfordert langen Atem

Vorbeugung kann ziemlich frustrierend sein, denn schnelle Erfolge gibt es dabei nicht. Man muss vielmehr sehr, sehr lange durchhalten. Die Entwicklung von Krebserkrankungen beispielsweise zieht sich meist Jahrzehnte hin. Das Durchschnittsalter, in dem die meisten Krebserkrankungen auftreten, liegt derzeit bei 69 Jahren.

Zudem kann man die Effekte von Vorbeugung weder sehen, messen noch spüren, denn Vorbeugung bedeutet ja gerade, dass etwas nicht eintritt. Beispiel Arteriosklerose. Dass es erfolgreich war, viel für die Gesundheit der Blutgefäße getan zu haben, kann man eigentlich erst am Ende des Lebens sagen, wenn keine koronare Herzkrankheit oder andere Folgeerkrankungen von Arteriosklerose eingetreten sind. Doch die Angelegenheit ist noch vertrackter. Wer weiß denn schon, wie es im Innern der Blutgefäße aussieht? Vielleicht liegt ja eine Arteriosklerose vor, doch weil sie keine Beschwerden macht, weiß niemand davon. Außerdem weiß niemand, ob der Betreffende überhaupt je eine Arterienverkalkung bekommen hätte. Vielleicht wären seine Blutgefäße auch ohne gesunde Lebensweise intakt geblieben.

BILD 1 Treppensteigen wird beschwerlich
BILD 2 Es kann dauern, bis man in Gang kommt

Die Blutwerte und der Blutdruck, die man in aller Regel als Anhaltspunkt für den Zustand der Blutgefäße heranzieht, sind eben nur Anhaltspunkte. Wer sich um Vorbeugung bemüht, will aber nicht bestimmte Blutwerte oder einen normalen Blutdruck erreichen, sondern eine Erkrankung verhindern. Und ob das mit den eingesetzten Vorbeugemaßnahmen gelingt, darüber sagen Blutwerte wenig.

Frühe und späte Vorbeugung

In der Medizin werden vorbeugende Maßnahmen in verschiedene Gruppen unterteilt. Unter dem Begriff Primärprävention wird all das zusammengefasst, was dazu beiträgt, Krankheiten wirklich zu verhindern. Sie entstehen also gar nicht erst. (Primär steht für „von Anfang an". Der Begriff Prävention beruht auf dem lateinischen praevenire, was so viel bedeutet wie verhüten, zuvorkommen.) In diesem Ratgeber sind vornehmlich Maßnahmen dargestellt und so weit wie möglich in ihrer Effektivität beschrieben, die in diesem Sinne der Vorbeugung dienen.

Darüber hinaus gibt es Maßnahmen der Sekundärprävention. Mit ihnen sollen bereits eingetretene Gesundheitsschäden so früh wie möglich behandelt werden, um Schlimmeres zu vermeiden. Beispielsweise nehmen viele Menschen nach einem Herzinfarkt oder Schlaganfall Azetylsalizylsäure (ASS, zum Beispiel Aspirin®) in geringer Dosierung ein. Damit verringern sie die Gerinnungsfähigkeit ihres Blutes und beugen so einem weiteren Ereignis dieser Art vor. Hier ist bereits ein Gesundheitsschaden eingetreten und die Einnahme von Azetylsalizylsäure soll verhindern, dass sich Derartiges wiederholt. Die Wirksamkeit dieser Maßnahme ist nachgewiesen.

Man könnte ASS aber auch in der Primärprävention einsetzen. Dann würden an sich gesunde Menschen ASS in der Hoffnung schlucken, damit einem Herzinfarkt vorbeugen zu können. Auch für diesen Zweck ist der Nutzen von ASS geprüft worden. Doch das Ergebnis war anders als bei der Sekundärprävention. Bei gesunden Menschen ist der Nutzen der Einnahme von ASS nicht eindeutig belegt.

Die Tertiärprävention setzt noch später an. Hierzu gehören beispielsweise Rehabilitationsmaßnahmen, mit denen verhindert werden soll, dass eine Krankheit noch weiter fortschreitet und sich weitere Komplikationen ausbilden.

Unterschiedliche Studien

Die Wirksamkeit oder den Nutzen von Vorbeugemaßnahmen versuchen Wissenschaftler in Studien nachzuweisen. Oftmals tragen sie zunächst Beobachtungen zusammen (Beobachtungsstudien). Wenn beispielsweise auffällt, dass in einer bestimmten Bevölkerungsgruppe ungewöhnlich wenig Leute einen Herzinfarkt erleiden, kann man versuchen herausfinden, was diese Leute gemeinsam haben und was sie von anderen unterscheidet. Besteht die Gemeinsamkeit zum Beispiel darin, dass sie alle mehrere Stunden in

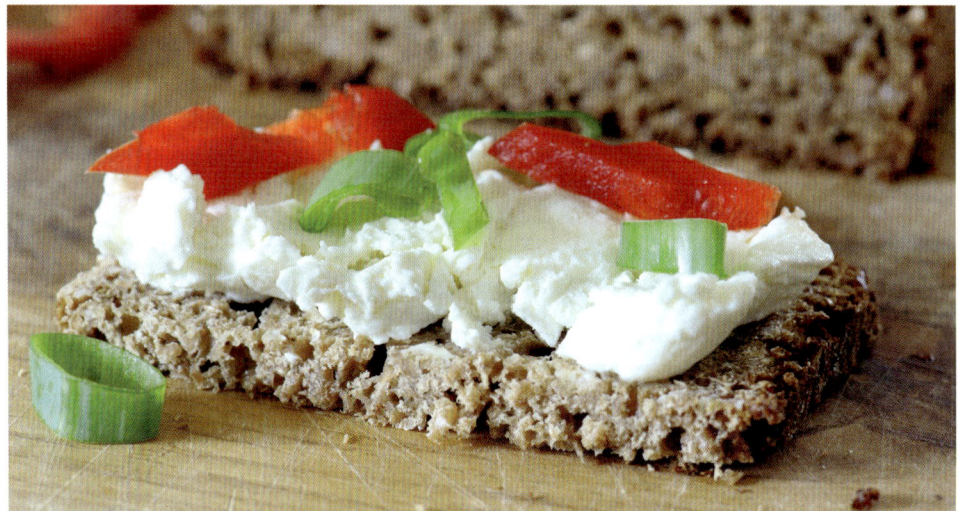

der Woche körperlich aktiv sind, können Sie vielleicht einige Monate später in der Zeitung lesen: „Wissenschaftlich nachgewiesen: körperliche Aktivität schützt vor Herzinfarkt."

Fachkundige schütteln dabei allerdings den Kopf. Sie zweifeln den Nutzen von körperlicher Aktivität zwar nicht grundsätzlich an – wissenschaftlich nachgewiesen ist die vorbeugende Wirksamkeit durch die Beobachtung von wenig Herzinfarkten bei körperlich aktiven Menschen aber noch nicht. Dazu müssen andere Studien gemacht werden. Für diese werden Teilnehmer mit in etwa gleichen Voraussetzungen gesucht. Sie werden dann auf zwei Gruppen verteilt: Die eine Gruppe macht Sport, die andere nicht. Nach einer vorher genau festgelegten Zeit schaut man, wie sich ihr Gesundheitszustand entwickelt hat.

Um nun aber den Effekt der körperlichen Aktivität von den Auswirkungen eventueller anderer Verhaltensweisen abzugrenzen, müssen die Lebensbedingungen bei den Teilnehmern beider Gruppen möglichst gleich sein und sie dürfen sich in der Zeit, in der die Studie läuft, nicht verändern. Es darf zum Beispiel nicht sein,

dass einige Teilnehmer ihre Ernährung grundlegend umstellen. Denn dann könnte man nicht mehr unterscheiden, ob die Ergebnisse tatsächlich auf der sportlichen Aktivität beruhen oder ob vielleicht die andere Ernährung dafür verantwortlich ist. Erst wenn eine solche Interventionsstudie einen Zusammenhang zwischen Sport und geringer Herzinfarktquote bestätigt, kommt man einem Wirksamkeitsnachweis näher. Von „nachgewiesen" spricht man allerdings erst, wenn mehrere solcher Studien zu dem gleichen Ergebnis gekommen sind.

Langzeitstudien

Und noch etwas ist beim Nachweis der Wirksamkeit von Vorbeugung wichtig: Die Studien dazu müssen sehr lange laufen. Im Idealfall verfolgen sie Menschen bis zum Lebensende. Untersuchungen, die über einen so langen Zeitraum geplant und durchgeführt werden, gibt es allerdings nicht oft. Sie kosten enorm viel Geld. Wenn Unternehmen die Studien finanzieren, wollen sie auf die – hoffentlich positiven – Ergebnisse nicht jahrelang warten. Ihr Interesse ist vielmehr, dass sich ihr finanzieller Einsatz möglichst bald

BILD Gesundes Essen genießen!

auszahlt. Die Langzeitauswirkungen von bestimmten Ernährungsformen oder körperlicher Aktivität können in aller Regel ohnehin nur mit öffentlichen Mitteln erforscht werden, da solche Maßnahmen nicht in Produkte münden, die von einer Firma exklusiv vermarktet werden können.

Verlässliche Aussagen über die Effektivität von Vorbeugestrategien sind also nicht allzu reichlich vorhanden. Vieles bleibt im Ungefähren, was sich dann so oder ähnlich ausdrückt: Es gibt Hinweise … es scheint so zu sein … es ist naheliegend.

Hinzu kommt, dass Studien immer Wahrscheinlichkeiten angeben. Sie sind keine Prophezeiungen für eine spezielle Einzelperson. Wissenschaftliche Arbeiten sagen, dass unter den Bedingungen, wie sie in der Studie herrschten, beispielsweise 34 von 100 Personen einen Vorteil hatten. Sie sagen nicht, ob Sie selbst, wenn Sie die geprüften Maßnahmen praktizieren, zu den 34 Personen gehören werden oder zu den 66, die davon nicht profitierten. Dennoch sind solche Studienergebnisse für Sie wertvoll. Eine Maßnahme auszuprobieren, die in der Studie bei jedem Dritten erfolgreich war, ist sinnvoller, als sich einer zuzuwenden, von der nur jeder Zehnte profitiert hat.

Nutzen und Risiko abwägen

Mit den unerwünschten Wirkungen ist es ebenso. Hierbei spielt aber nicht nur die Häufigkeit eine Rolle. Ebenso wichtig ist die Information, wie schwer sich die Nebenwirkung auswirkt. Wenn Sie sich zukünftig beispielsweise ballaststoffreich ernähren wollen und nun nur noch Vollkornprodukte essen, müssen Sie damit rechnen, dass Sie mehr Blähungen haben werden als früher. Diese Nebenwirkung registrieren viele. Doch nehmen Sie das möglicherweise klaglos in Kauf, weil der Vorteil der Vollkornernährung überwiegt. Anders ist es, wenn Sie als unerwünschte Wirkung der Einnahme von Vitaminen etwa schwerwiegende Schäden befürchten müssen. Selbst wenn das relativ selten vorkommt, werden Sie Ihre Entscheidung für eine solche Behandlung eher zweimal überdenken.

Eine Voraussetzung für die für Sie individuell richtige Antwort auf die Fragen „Hilft das wirklich? Lohnt sich die Mühe? Ist die Geldausgabe gerechtfertigt?" ist, dass Sie sich über das Ziel Ihres Einsatzes klarwerden. Die andere Voraussetzung ist eine unabhängige Antwort auf die Frage „Was sagt die Wissenschaft dazu?". Bei beidem möchte Sie dieser Ratgeber unterstützen.

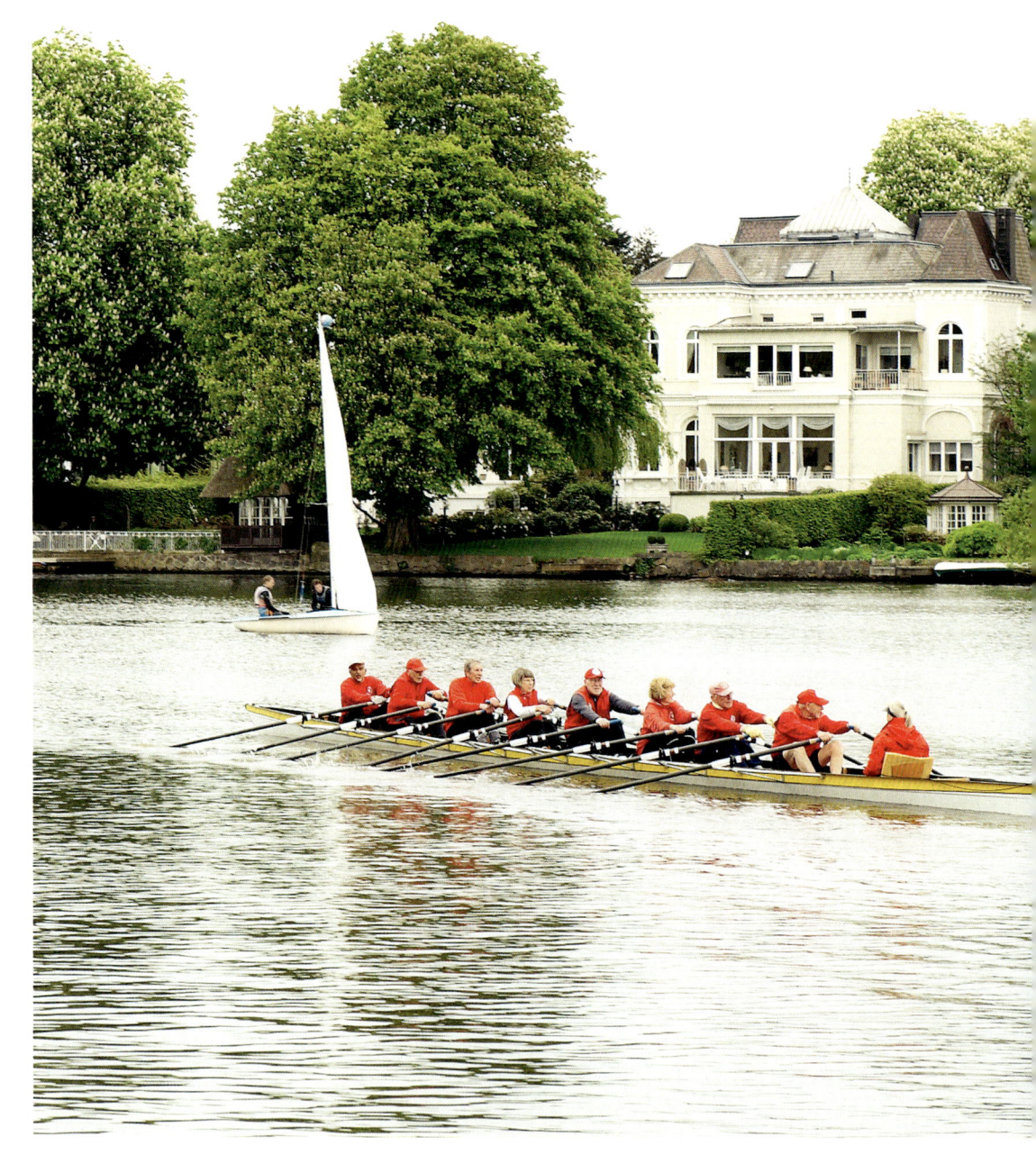

IN GESUNDHEIT ALTERN

Das Ziel ist nicht nur, lange zu leben. Gesund, aktiv und ohne Behinderungen uralt zu werden, ist der Wunschtraum. Dazu muss man allerdings von schweren chronischen Erkrankungen verschont bleiben. Bei den meisten Menschen machen koronare Herzkrankheit, Schlaganfall, Diabetes, chronische Lungenkrankheit, Krebserkrankungen, Parkinson- und Demenzerkrankungen das Alter beschwerlich.

ALTERSKRANKHEITEN VERMEIDEN

Doch wie entgeht man ihnen? Die Antwort ist ebenso bekannt wie ungeliebt: gesunde Lebensführung. Bekannt, weil wohl jeder um die Risikofaktoren weiß: Übergewicht, zu wenig Bewegung, rauchen, übermäßiger Alkoholkonsum, hoher Blutdruck, erhöhte Blutzuckerwerte, ungünstige Fettwerte. Ungeliebt, weil die Verhaltensweisen, die einen dem Ziel eines langen, gesunden Lebens näherbringen, für die meisten Menschen bedeuten, eingeschliffene Verhaltensweisen und liebgewordene Gewohnheiten abzulegen. Und solche Veränderungen fallen schwer – je älter der Mensch ist, je länger er an seiner Lebensweise hängt, desto mehr.

Dass das, was man „gesund leben" nennt, die Chancen auf ein langes Leben in relativem Wohlbefinden tatsächlich ver-

bessert, ist keine Mär. Viele Studien sind dazu gemacht worden und viele bestätigen das. Beispielsweise eine aus dem Jahr 2006, die in den USA durchgeführt wurde, und sich der Frage widmete wie man gesund ein Alter von mehr als 85 Jahren erreicht. An ihr nahmen zwar nur Männer teil, doch darf man mit einigem Recht annehmen, dass die Ergebnisse für Frauen nicht komplett anders ausfallen würden. Die Männer, die ihren 85. Geburtstag in Gesundheit feierten, waren schon mit 25 Jahren schlanker als die anderen und sie waren es im 55. Lebensjahr immer noch. Körperlich waren sie fit und ihre Blutfettwerte waren nicht erhöht. Aus den Ergebnissen wurde ein Modell zur Risikoberechnung für gesundes Überleben bis ins hohe Alter abgeleitet. Danach liegt

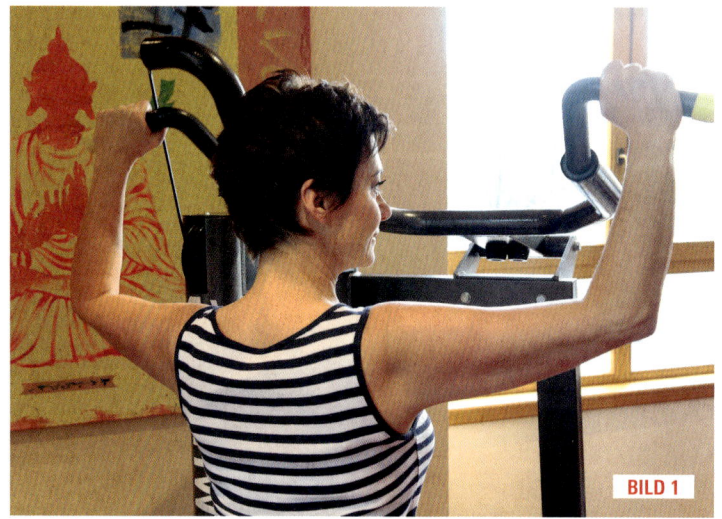

BILD 1

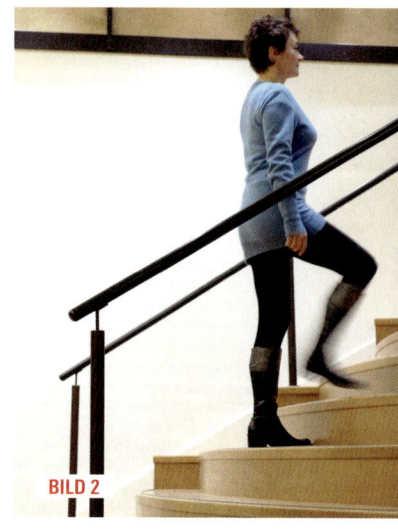

BILD 2

die Wahrscheinlichkeit, außergewöhnlich gesund älter als 85 Jahre zu werden, bei 55 Prozent, wenn keiner der genannten Risikofaktoren vorliegt. Sie sinkt auf neun Prozent, wenn es mehr als sechs Risikofaktoren gibt. Wer zwischen einem und fünf Risikofaktoren aufweist, dessen Wahrscheinlichkeit für ein langes gesundes Leben liegt irgendwo dazwischen.

Und noch einen Nebenbefund förderte die Untersuchung zutage. Bei Menschen, die ohne Ehepartner leben, ist es wahrscheinlicher, dass sie vor dem 85. Geburtstag sterben, als bei verheirateten. Allerdings bedeutet das Zusammenleben nicht automatisch, dass beide Partner in schönster Gesundheit alt werden. Außerdem sind die Vorteile der Ehe nicht für Männer und Frauen gleich. Männer, die mit einer sieben bis neun Jahre jüngeren Frau verheiratet sind, haben ein um 11 Prozent verringertes Sterblichkeitsrisiko gegenüber Männern, deren Partnerin gleichaltrig ist. Für Frauen gilt das hingegen nicht. Je größer der Altersabstand der Frau zu ihrem Mann ist – egal, ob er jünger oder älter ist –, desto geringer ist ihre Lebenserwartung. Alle Faktoren für gesundes Altern, die hier noch einmal bestätigt worden sind, entstammen dem Bereich Lebensstil. Wie viel jemand auf die Waage bringt, hängt von Ernährung und Bewegung ab. Auch der Alkoholkonsum hat daran seinen Anteil. Gewicht, Ernährung und Bewegung tragen auch entscheidend dazu bei, ob der Blutzuckerwert und der Blutdruck ansteigen. Und dass das Rauchen ein Krankmacher erster Güte ist, steht außer Frage. Alles Verhaltensweisen, bei denen jeder Mann und jede Frau selbst entscheiden können, was sie tun oder lassen.

Die Einnahme von Medikamenten kommt in dieser Aufzählung von gesunderhaltenden Faktoren nicht vor. Und das aus gutem Grund (siehe ab Seite 43). Der entscheidende Punkt ist das unablässige Bestreben des Körpers, seine Funktionen auszubalancieren. Auch auf die sich langsam vollziehenden Alternsprozesse stellt sich der Organismus ein. Wird nun in dieses System eingegriffen, sei es durch die Einnahme von Nahrungsergänzungsmitteln, die Anwendung von Hormonen oder anderer Medikamente, ist es wahrscheinlich, dass dieses System aus dem Gleichgewicht gerät. Das kann zu nachhaltigen Störungen und Krankheiten führen.

BILD 1 Kräftige Muskeln helfen, selbstständig zu bleiben
BILD 2 Auch Treppensteigen ist körperliche Aktivität

FIT STATT KRANK

Brocken-Benno marschiert mit gutem Beispiel vorweg. Wie andere zur Arbeit gehen, steigt er jeden Morgen vom etwa
600 Meter hoch gelegenen Ort Schierke
auf den 1142 Meter hohen Brocken, den
Gipfel des Harzes. Gegen 14 Uhr ist er
zum Essen wieder zu Hause. Sommers
wie winters legt er diese etwa 14 Kilometer lange Strecke zurück. Bis 2008 hatte er
diese Tour bereits mehr als 6 000 Mal gemacht, berichtete die Braunschweiger Zeitung. Der 78-Jährige ist fit wie ein Wan-
derschuh.

Aber es muss nicht unbedingt Berg-
wandern sein. US-amerikanische Wissenschaftler haben errechnet, dass jede zu
Fuß erklommene Etage eines Treppenhau-
ses das Leben um vier Sekunden verlängern kann. Wer im zweiten Stock wohnt
und 40 Jahre lang morgens treppab zur
Arbeit geht, abends treppauf zurück-
kommt, hat seinem Leben mindestens
drei zusätzliche Tage geschenkt.

Doch viele Bundesbürger verzichten
auf den gesundheitlichen Nutzen von
körperlicher Aktivität. Gemäß der Studie
„Gesundheit in Deutschland" aus dem
Jahr 2009 sind nur 20 von 100 Frauen und
23 von 100 Männern an mindestens fünf
Tagen der Woche eine halbe Stunde lang
so aktiv, dass sie ins Schwitzen geraten.

Diese Zahlen sind ein Schnitt über alle
Altersklassen hinweg. Betrachtet man die
Älteren getrennt, zeigt sich, dass Frauen
wie Männer mit den Jahren bequemer

werden. Nur noch 16 von 100 der 65-jäh-
rigen Herren betätigen sich schweißtrei-
bend. Die Frauen lassen zwar erst später
mit der Aktivität nach, doch ab 65 Jahre
sind auch von ihnen nur noch 13 von 100
richtig aktiv.

Was bedeutet Training?
Körperliche Aktivität, Bewegung, Sport,
Training – diese Begriffe werden oft
gleichbedeutend gebraucht, ohne zu defi-
nieren, auf welche Weise und wie intensiv
der Körper gefordert wird. Während die
50-jährige Hausfrau meint, ihren Haushalt
in Ordnung zu halten sei Sport genug,
hält der 65-jährige Pensionist sein wö-
chentliches Tennismatch noch lange nicht
für Training. Der Oberbegriff ist körperliche Aktivität, wenn „Runter von der
Couch, rein in die Turnschuhe" gemeint
ist. Training enthält immer den Aspekt
Leistungssteigerung, wobei auch derjenige seine Leistung steigert, der anfänglich
jeden Tag zehn Minuten und nach einem
Monat täglich eine halbe Stunde spazie-
ren geht.

Bei körperlicher Aktivität werden Ausdauersport und Kraftsport unterschieden.
Ausdauersportarten sind zum Beispiel
Laufen (Jogging), schnelles Gehen (Walking), anstrengendes Fahrradfahren,
Rudern, Schwimmen, Skilanglauf, aber
auch Tanzen, Fußball und Tennis. Kraftsport findet üblicherweise mit und an Geräten statt. Während Ausdauersportarten

vor allem Herz und Kreislauf stärken und den Organismus als Ganzes widerstandsfähiger machen, dient ein Krafttraining dem Muskelaufbau, der vor allem dem Bewegungssystem zugutekommt. Idealerweise sollte sportliche Betätigung sowohl Ausdauer als auch Kraft fördern.
In welchem Verhältnis sie zueinander stehen, ist von Sportart zu Sportart verschieden.

Man kann davon ausgehen, dass der Anteil an Ausdauertraining bei den meisten Menschen im Laufe der Jahrzehnte abnimmt. Gut wäre es, wenn stattdessen der Schwerpunkt darauf verlagert wird, die Kraft zu stärken. Der Erhalt von Muskelkraft gewinnt mit steigendem Alter an Bedeutung, um weiterhin Treppen steigen, Kisten tragen und Einkaufstaschen heben zu können und – ganz wichtig – um sich bei einem Sturz abfangen zu können.

Die vorbeugende Wirkung körperlicher Aktivität ist für viele Erkrankungen gesondert untersucht worden. Was beispielsweise speziell Gelenken und Knochen nützt, ist ab Seite 81 besprochen.

Welche Studien gibt es?

Das Folgende stellt den wissenschaftlich abgesicherten Hintergrund dar, wie körperliche Aktivität hilft, von Ärzten und Krankenhäusern unabhängig zu altern. Es geht also nicht speziell darum, ob zum Beispiel Herz- und Kreislauferkrankungen ausbleiben, sondern darum, ob Menschen, die regelmäßig körperlich aktiv

sind, länger leben als diejenigen, die das nicht tun. Ohne ein gesundes Herz-Kreislauf-System ist ein langes, gesundes Leben allerdings nicht denkbar. Daher sind die meisten Angaben, welche körperliche Aktivität einem langen Leben dient, auch nützlich, um Erkrankungen von Herz und Blutgefäßen vorzubeugen.

2008 sind in einer Zusammenschau die Ergebnisse vieler einzelner Studien zu dieser Frage ausgewertet worden. So überblickte man letztlich die Daten von 883 372 Personen, bei denen der Zusammenhang von körperlicher Aktivität und Gesundheit zwischen vier und 20 Jahre lang dokumentiert wurde. Die Schlussfolgerung ist beeindruckend: Bei den Aktiven verringerte sich die Wahrscheinlichkeit eines vorzeitigen Todes um ein Drittel, wobei die Todesursache keine Rolle spielte. Diese Aussage gilt für Frauen und Männer gleichermaßen und sie gilt auch dann, wenn man die Auswirkung anderer bedeutsamer Risikofaktoren wie Übergewicht und Rauchen herausrechnet.

Nun stellt sich die Frage: Was genau ist mit „körperlicher Aktivität" gemeint? Wie anstrengend muss sie sein? Wie oft und wie lange muss man sich bewegen? Die Antwort gaben deutsche Sportwissenschaftler, indem sie die Ergebnisse von 38 Studien auswerteten. Der größte Vorteil zeigte sich zwischen Personen mit sitzender Lebensweise und denen, die sich über längere Zeit gering bis mäßig, aber regelmäßig betätigen. Als Personen mit sitzender Lebensweise sahen die Wissenschaftler diejenigen an, die die meiste Zeit des Tages sitzend verbringen, zum Beispiel im Büro und vor dem Fernseher, und die weniger als zwei Stunden in der Woche gehen oder Rad fahren. Geringe körperliche Aktivität heißt, dass sie weniger als zwei Stunden pro Woche in Anspruch nimmt. Mäßig ist sie bei zwei bis vier Stunden pro Woche.

Wer sich noch weiter fordert, erreicht die dritte und vierte Aktivitätsstufe. Der dritten Aktivitätsstufe werden Personen zugerechnet, die mehr als vier Stunden pro Woche leichte körperliche Aktivität verrichten oder zwei bis vier Stunden lang intensivere Aktivität wie schnelles Gehen oder Radfahren, anstrengende Gartenarbeit oder Sportarten, bei denen sie deutlich schwitzen und aus der Puste kommen. Wer mehr als vier Stunden pro Woche ein sehr anstrengendes Training praktiziert oder mehrmals wöchentlich eine Wettkampfsportart betreibt, gehört zur vierten Aktivitätsstufe. Derart anstrengender Sport bringt aber nur noch einen geringen zusätzlichen Nutzen.

Immer weiter bewegen

Dieser Zusammenhang von körperlicher Aktivität und Sterblichkeit – egal, aus welchem Grund – gilt auch für ältere Leute und ist auch bei ihnen eindeutig.

Schon allein rasches Gehen, neudeutsch Walking genannt, verscheucht Krankheit und vorzeitigen Tod. Dabei beeinflusst das Tempo der Schritte den Nutzen mehr als die Zeit, die man unterwegs

ist. Es ist also besser, in sehr flottem Schritt kürzere Zeit zu gehen als länger in gemächlichem Tempo. Noch intensiver wird der Nutzen, wenn zusätzlich zu solchen Freizeitaktivitäten noch das Auto so oft wie möglich in der Garage bleibt und man sich stattdessen aufs Fahrrad schwingt. Amerikanische Forscher haben das noch einmal speziell für Menschen über 65 Jahre präzisiert. Sie sagen: Um die Gesundheit zu erhalten, sind an fünf Tagen der Woche mindestens 30 Minuten mäßig anstrengende körperliche Aktivität oder an drei Tagen pro Woche mindestens 20 Minuten etwas herausfordernder Ausdauersport notwendig. Beides kann auch miteinander abwechseln. Dieses gezielte Training soll zu den alltäglichen Routineaktivitäten, wie Einkaufen oder den Hund ausführen, hinzukommen.

WAS IST „MÄSSIG ANSTRENGEND"?

Was mäßig anstrengend bedeutet, richtet sich bei älteren Personen und solchen mit chronischen Erkrankungen nach der individuellen Fitness. Wenn auf einer 10-Punkte-Skala Sitzen 0 und Sich-völlig-Verausgaben 10 sind, dann liegt mäßig anstrengend etwa in der Mitte. Dabei schlägt das Herz spürbar schneller und der Atem geht rascher. Eine herausfordernde Aktivität liegt etwa bei 7 bis 8, wobei sich Herzschlag und Atem erheblich beschleunigen. Was für den einen also ein Spaziergang ist, ist für jemand anderen bereits eine flotte Gangart.

Für ältere Leute ist es darüber hinaus wichtig, ihre Muskelkraft zu erhalten oder zu fördern. Auch das dient der Gesunderhaltung und sichert zusätzlich ein von Hilfsdiensten unabhängiges Alltagsleben.

Dazu wird empfohlen, jede Woche an mindestens zwei Wochentagen, die nicht direkt aufeinanderfolgen, acht bis zehn Übungseinheiten zu absolvieren, bei denen die großen Muskelgruppen be-

INFO Bewegung bringt Bares

Die Krankenkassenbeiträge sind ein erklecklicher Posten im Monatsbudget. Unter anderem mit Bewegung lassen sie sich verringern. Die gesetzlichen Krankenkassen haben Bonusprogramme aufgelegt, mit denen sie Mitgliedern, die im Laufe des Jahres eine Reihe von gesundheitsfördernden Maßnahmen absolvieren, Geld zurückerstatten.

Punkte bekommt man unter anderem für eine aktive Mitgliedschaft im Sportverein oder Fitnessstudio und für körperliche Aktivitäten, sofern sie qualifiziert geleitet werden. Dazu zählen die bestätigte Teilnahme an Lauftrainings und organisierten Volksläufen – nicht jedoch Marathonläufen –, professionell geführten Wanderungen und Radtouren von 20 bis 50 Kilometern. Einige Krankenkassen berücksichtigen das Deutsche Sportabzeichen ebenso wie das Deutsche Wanderabzeichen.

Für das Wanderabzeichen des Deutschen Wandervereins muss man im Jahr mindestens zehn Wanderungen über insgesamt 200 Kilometer zurück-

legen. Man kann aber auch Nordic Walking oder Geocaching betreiben, kann Skilanglauf, Schneeschuh- und Radwanderungen machen.

Weitere Informationen zum Wanderabzeichen und dazu, welche Krankenkassen es in ihr Bonusprogramm aufgenommen haben, finden Sie unter www.wanderverband.de.

In ungefähr 5 000 Sportvereinen finden Sie zurzeit mehr als 10 000 Angebote für Gesundheitsprogramme, die speziell das Herz, den Kreislauf und das Bewegungssystem stärken sollen. Informationen auf der Homepage des Deutschen Sportbunds unter www.dosb.de.

Mit dem Qualitätssiegel **Sport pro Fitness** zeichnet der Deutschen Sportbund vereinseigene Gesundheits- und Fitnessstudios aus, die bestimmte Kriterien erfüllen. Ob es eines davon in Ihrer Nähe gibt, erfahren Sie unter www.sportprofitness.de.

ansprucht werden. Diese Muskelstärkung besteht aus Einheiten, in denen mit ansteigenden Gewichten trainiert wird, aus Balance- und Haltungsübungen (Calesthenics) und Übungen, bei denen die Muskeln gegen einen Widerstand anarbeiten müssen. Bei älteren Menschen sollte die Anforderung so bemessen sein, dass sie jede Übung 10- bis 15-mal wiederholen können. Dann ist tatsächlich ein Trainingseffekt zu erwarten.

Gesundheit erlaufen

Als Faustregel für alle, denen der Arzt sportliche Betätigung nicht untersagt oder eingeschränkt hat, gilt: Betätigen Sie sich mindestens dreimal pro Woche 30 bis 40 Minuten mit mittlerer Intensität. Bewegen Sie sich so, dass Sie nicht außer Atem geraten, aber durchaus etwas ins Schwitzen kommen. Wenn Sie den Puls messen, sollte die Pulsfrequenz etwa bei 180 minus Lebensalter liegen. Das ist allerdings nur eine grobe Orientierung. Da der Puls individuell sehr verschieden ist, lassen Sie die für Sie passende Pulsfrequenz am besten vom Arzt ermitteln. Auf Dauer besteht das Ziel darin, jede Woche etwa 1 500 bis 2 000 kcal durch körperliche Aktivität zu verbrauchen. Dazu kann auch Bewegung im Alltag einiges beitragen: Treppensteigen, Wege zu Fuß und per Fahrrad erledigen. Dass sich Sport günstig auswirkt, ist nicht weiter verwunderlich. Schließlich ist der Homo sapiens als Wesen gedacht, das seine Ernährung durch Jagen und Sammeln sichert und dazu durch Wälder

und Steppen trabt. Ununterbrochenes Sitzen am Schreibtisch und langes Hocken vorm Computer oder dem Fernseher hat die Evolution nicht vorgesehen. Unter anderem haben die Forscher folgende Effekte von sportlicher Tätigkeit registriert:

- Die Zellen reagieren intensiver auf Insulin, das Hormon, das wesentlich an der Kontrolle des Zuckergehalts im Blut beteiligt ist.
- Die Zusammensetzung der Blutfette verändert sich in die wünschenswerte Richtung.
- Der Blutdruck sinkt.
- Die an der Blutgerinnung beteiligten Blutplättchen backen nicht mehr so leicht zusammen.
- Die gerinnselauflösende Aktivität im Blut nimmt zu.
- Die Herzfunktion verbessert sich.
- Die Sauerstoffaufnahme steigt.
- Sogar die Telomere, die Schutzkappen der DNA, stabilisieren sich durch Sport.

Auf diese Weise schützt Bewegung zumindest die Zellen der Blutgefäße vor einer raschen, stressbedingten Alterung. Dadurch treten Krankheiten wie koronare Herzkrankheit, Schlaganfall und Typ 2 Diabetes seltener auf. Brust- und Dickdarmkrebs sind bei körperlich aktiven Menschen nicht so häufig, ebenso wie Depressionen und Angsterkrankungen. Das Immunsystem wird gestärkt. Und dass das Gehirn besser durchblutet und mit Sauerstoff versorgt wird und man dadurch besser denken kann, ist sicher auch kein Nachteil.

Fitnessstudios

„Muckibude? Nein danke." Legen Sie dieses Vorurteil getrost zur Seite. Fitnessstudios sind nicht nur für die Jungen und Schönen im Lande, die ihren Körper für Disco und Strand fit machen wollen. In vielen Einrichtungen sind Senioren hochwillkommen und sie können sich dort auch wohlfühlen. Doch bei Jahresbeiträgen zwischen 220 und 1 840 Euro und

FITNESSSTUDIOS				
Studio		**Ort**	**Mindest-laufzeit**	**Rücktritts-frist**[1]
Meridian Spa	Bester Anbieter im Test. Professionelle, engagierte Trainingseinführung. Schwächen bei der kontinuierlichen Betreuung. Hochwertiges Ambiente, angenehme Atmosphäre.	5 Studios, nur in Berlin und Hamburg	1 Monat	7 Tage
Injoy	Sehr gute fachliche Kompetenz der Trainer. Ansprechendes Ambiente.	170 Studios bundesweit, auch in ländlichen Gegenden, Franchise	Je nach Studio verschieden	Teilweise
Health City	Dürftige Grundinformationen zum Training. Kostenlose Getränke.	22 Studios, überwiegend in NRW	6 Monate	Keine Angaben
Holmes Place	Mängel bei der Trainerkompetenz und kontinuierlicher Betreuung. Gehobene Ausstattung. Kostenlose Körperpflegeprodukte, Handtuchservice.	7 Studios	12 Monate	Keine
Fitness First	Mängel bei der Trainingsbetreuung, schwache Trainerkompetenz. Verschiedene Clubkategorien. Umfassende Wellnessangebote.	101 Studios bundesweit	2 Monate	14 Tage
Kieser Training	Nur Krafttraining. Trainer verfügbar, aber Defizite bei der kontinuierlichen Betreuung. Teilweise fehlen Hinweise auf ergänzendes Ausdauertraining.	119 Studios bundesweit	12 Monate	Keine
McFit	Günstigster Anbieter im Test. Nur Kraft- und Ausdauergeräte. Kaum individuelle Beratung. Mängel bei der kontinuierlichen Betreuung. Duschen kostenpflichtig.	110 Studios bundesweit, meist Stadtrandgebiete	12 Monate	Keine

Alle Angaben Stand 10/2009   [1] bei Neuabschluss   [2] mit Kostenbeteiligung der Krankenkasse

Vertragsbindungen bis zu einem Jahr sollte die Wahl des Studios gut überlegt sein.
Die Stiftung Warentest hat im Jahr 2009 die Qualität von Fitnessstudios geprüft und die Punkte zusammengetragen,

Jahresbeitrag	Zahlung	Präventionskurse[2)]
1030–1300 Euro	Monatlich	Ja
780–1020 Euro	Monatlich und jährlich	In einigen Studios
800–920 Euro	Monatlich und jährlich	In einigen Studios
800–1600 Euro	Monatlich	In einigen Studios
640–1840 Euro	Monatlich und jährlich	Ja
490–560 Euro	Monatlich und jährlich	Ja
220 Euro	Monatlich	Keine

auf die Sie achten sollten. Wie der Test von acht bundesweit vertretenen, marktbedeutenden Fitnessstudioanbietern ausging, lesen Sie in der Tabelle.

Checkliste Fitnessstudio

Das können Sie in einem guten Fitnessstudio erwarten:
- Bei einem Eingangsgespräch werden Ihre Ziele erfragt.
- Es werden Alter, Größe, Gewicht, gesundheitliche Probleme und Medikamenteneinnahme erfragt.
- Ihre Kondition wird ermittelt. Idealerweise werden dazu Ihre Ausdauerbelastung und Kraft getestet.
- Es wird ein schriftlicher Trainingsplan erstellt, den Sie ausgehändigt bekommen. Darin ist festgehalten, an welchen Geräten Sie trainieren sollen, wie umfangreich die einzelnen Durchgänge sein sollen, und gegebenenfalls, welches Gewicht Sie auflegen sollen.
- Im Trainingsplan wird erläutert, welche Muskelgruppen mit welcher Übung angesprochen werden und welche anderen Geräte als die vorgegebenen benutzt werden können.
- Zur Einführung wird Ihnen erklärt und gezeigt, wie Sie die Geräte nutzen sollen. Vor allem zu Anfang wird mehrfach kontrolliert, ob Sie die Geräte korrekt nutzen.
- Während des Aufenthalts im Studio ist ständig ein Trainer oder Übungsleiter verfügbar, der Ihnen Auskunft geben kann.
- Wünschenswert: große, helle Räume mit Tageslicht und Frischluft.

BILD 1 + 2 Buntes Gemüse als Hauptgericht —
insbesondere Paprika liefert viel Vitamin C.

- Es gibt verbindliche Preislisten.
- Das Preis-Leistungs-Verhältnis muss
stimmen. Viele Kurse, umfangreiche Zu-
satzangebote, ein großer Wellnessbereich
mit Schwimmbecken und Sauna rechtfer-
tigen eher einen höheren Preis.

Viele Studios bieten je nach Laufzeit des
Vertrages gestaffelte Mitgliedsbeiträge an.
Günstig sind Einsteigertarife und Rück-
trittsmöglichkeiten, mit denen Sie erst einmal testen können, ob das gewählte Angebot zu Ihnen passt.

ESSEN WIE BEI KRETAS BAUERN

Nicht zu viel, nicht zu wenig, vor allem
aber das Richtige – beim ständigen Ver-
weisen auf den Gesundheitswert von
Essen und Trinken kann einem fast der
Appetit vergehen. Dabei zeigen Profikö-
che auf allen Fernsehkanälen, wie man
aus gesund lecker macht.

Die Anleitung dazu fand sich in den
1950-er und -60-er Jahren in den Küchen
der Mittelmeerländer, vor allem bei der
Landbevölkerung auf Kreta. Seitdem wird
gesunde Ernährung mit mediterraner Kost
gleichgesetzt. Das schließt natürlich nicht
aus, dass auch an anderen Stellen der
Welt gesund gegessen wird. So entsprechen zum Beispiel die Kochrezepte aus
vielen Teilen Asiens ebenfalls den Prinzi-
pien der gesunden Ernährung.

Da man im europäischen Raum aber
mit den Zutaten der Mittelmeerkost im
Allgemeinen besser vertraut ist als mit
denen der asiatischen Küche und sich
die meisten Studien mit der Ernährung in
Europa und den USA beschäftigen, zieht
man hierzulande meist die Mittelmeerkost
als gutes Beispiel heran.

Wie diese beschaffen ist, soll hier noch
einmal kurz zusammengefasst werden,
damit niemand auf die Idee kommt, mit
mediterraner Kost sei die Gyrosplatte
beim Griechen an der Ecke gemeint. Viel
Obst und Gemüse, Getreideprodukte,
auch Nüsse. Fisch und Milchprodukte in
Maßen. Wenig Fleisch und tierische Fette,
stattdessen vor allem Olivenöl. Ein, zwei
Gläschen Wein zum Essen. Wohlgemerkt:
ein, zwei Gläschen, keine halbe Flasche.
Und diesen Wein zum Essen, nicht als Be-
gleitung eines langen Abends mit Chips
und Gummibärchen.

Schon 2003 zeigte eine große Studie
aus Griechenland, dass das Risiko, an
koronarer Herzkrankheit oder Krebs zu
sterben, deutlich sinkt, wenn man sich
so ernährt. Dabei lag es nicht daran, dass
von dem einen mehr, dem anderen weniger gegessen wurde, es war die Kost als
Ganzes.

Ein Jahr später hat eine Untersuchung
an 1 507 Männern und 832 Frauen zwischen 70 und 90 Jahren aus elf europäischen Ländern das noch einmal bekräf-

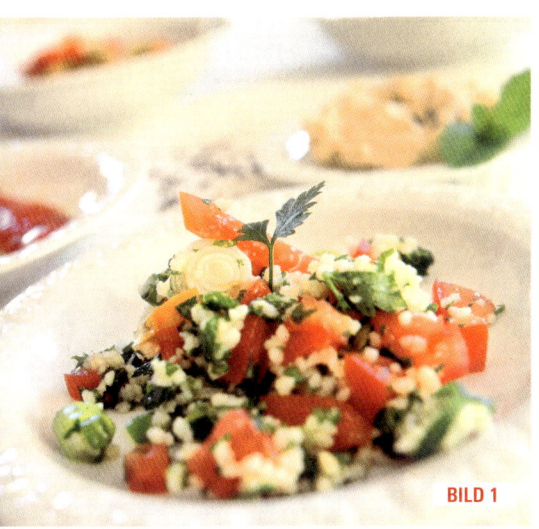

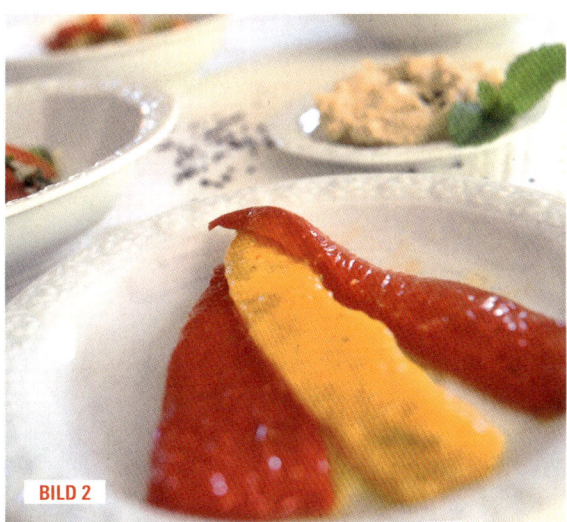

BILD 1 **BILD 2**

tigt. Die Beteiligten hatten sich zwölf Jahre lang auf diese Weise ernährt, waren körperlich aktiv, genossen Alkohol nur in moderater Menge und rauchten nicht. Ihre Sterblichkeitsrate lag um mehr als die Hälfte unter der, die zu erwarten gewesen wäre.

In dieser Studie wurde nur die Todesrate allgemein betrachtet, ohne nach der jeweiligen Todesursache zu fragen. Viele andere Arbeiten haben den Zusammenhang zwischen mediterraner Ernährung und speziellen Erkrankungen untersucht, zum Beispiel den bei Herz-Kreislauf-Erkrankungen (siehe Seite 56) und Krebs (siehe Seite 135).

Bei üppigem Verzehr von Obst und Gemüse bekommt der Organismus all das reichlich, was immer wieder hoch gelobt wird: Vitamine, Mineralstoffe, Spurenelemente, weitere spezielle Pflanzeninhaltsstoffe, Ballaststoffe. Olivenöl, fette Seefische und das Öl von Walnüssen und Rapssamen liefern die ungesättigten Fettsäuren, denen ein Schutzeffekt für Herz und Kreislauf nachgesagt wird (siehe Seite 57). Gleichzeitig fehlt, wovor gewarnt wird: viele Kalorien, ungünstige Fette, Cholesterin.

Die Maßgabe „viel Obst und Gemüse" hat die Deutsche Gesellschaft für Ernährung präzisiert. Sie empfiehlt, jeden Tag rund 400 Gramm Gemüse und 200 bis 250 Gramm Obst zu essen. Der durchschnittliche Obstkonsum der Menschen in Deutschland liegt tatsächlich innerhalb der angegebenen Grenzen, Gemüse müsste aber noch deutlich mehr auf den Tisch. Frauen knabbern davon in Schnitt 243 Gramm am Tag, Männer 222 Gramm. Dass Obst und Gemüse getrennt angegeben werden und das eine nicht ohne Weiteres das andere ersetzen kann, hat seinen Grund in den unterschiedlichen Inhaltsstoffen. Senföle beispielsweise, bei denen eine krebsschützende Wirksamkeit vermutet wird, finden sich wohl in Brokkoli, Rettich und Radieschen, nicht aber in Obst.

Konzentriert und abgepackt

In Drogerie- und Supermärkten, Apotheken, Reformhäusern und im Internet locken Nahrungsergänzungsmittel mit Obst- und Gemüsekonzentraten die Konsumenten, den Einkauf beim Gemüsehändler durch den Griff ins Regal zu ersetzen. Sie tun so, als hätte das Abgepackte

BILD 1 Schlank lebt sich´s leichter
BILD 2 Im Alter steigt der Fettanteil

die gleichen guten Eigenschaften wie Apfel, Paprika, Brokkoli & Co. Wissenschaftlich gedeckt ist das nicht.

Was die Präparate enthalten und in welcher Menge, ist in der Regel nicht angegeben. Dass das Ausgangsprodukt zum Beispiel Artischocken sind, sagt nichts darüber, was von dem Gemüse sich in dem Extrakt wiederfindet. Durch den Herstellungsprozess kann der Extrakt nämlich ganz anders zusammengesetzt sein als das natürliche Gemüse.

Außerdem darf das, was in Studien über die gesundheitlichen Auswirkungen einer bestimmten Kostform erforscht wurde, nicht einfach so auf Präparate mit Extrakten übertragen werden. Schließlich

wurden Rohes und Gedünstetes, Gebratenes und Gegrilltes gegessen und keine Pillen geschluckt. Die positiven Ergebnisse einer gesunden Ernährung gelten nur für das, was von der Natur auf den Tisch, nicht für das, was aufgearbeitet aus der Packung kommt. Welche Wirkungen deren Inhaltsstoffe haben, müsste gesondert untersucht werden. Das geschieht aber in aller Regel nicht.

Nach derzeitigem Wissen kann man seiner Gesundheit mit mediterraner Ernährungsweise nur Gutes tun, wenn man sie tatsächlich mit Messer und Gabel genießt. Isolierte Wirkstoffe, aus Präparaten geschluckt, entfalten diese Effekte vermutlich nicht.

ES DARF EIN KLEIN WENIG MEHR SEIN

Der Kampf gegen die Pfunde – eine Lebensaufgabe. Die meisten verlieren ihn jedes Jahr wieder und viele geben das Ringen um das angestrebte Gewicht irgendwann resigniert auf.

Wer als Erwachsener längere Zeit mit der Ernährung mehr Energie zuführt, als er für seinen Grundumsatz und seine Tätigkeiten verbraucht, legt an Gewicht zu. Kehren sich die Verhältnisse um, übersteigt also der Kalorienverbrauch des Körpers die Zufuhr, schwindet das Gewicht. Also weniger essen, vor allem aber die Muskeln mehr fordern. Ganz einfach. Aber so schwer in die Tat umzusetzen.

Und mit dem Alter wird das Abnehmen noch mühsamer. Spätestens ab der Lebensmitte legen die meisten Menschen an Gewicht zu. Kein Wunder: Die Kinder, die einen auf Trab hielten, sind aus dem Haus. Schwere Arbeiten in Haus und Garten überlässt man Jüngeren, man wird bequemer. Im Tennis löst das gemächlichere Doppel das ehrgeizige Einzel ab. Walking ersetzt Jogging, weil die Knie nicht mehr recht mitmachen. Irgendwann fällt dann auch die tägliche Arbeit im Job weg und damit vielleicht auch die tägliche Fahrradtour hin und zurück zur Arbeit oder der Fußweg zur Bahn- oder Bushal-

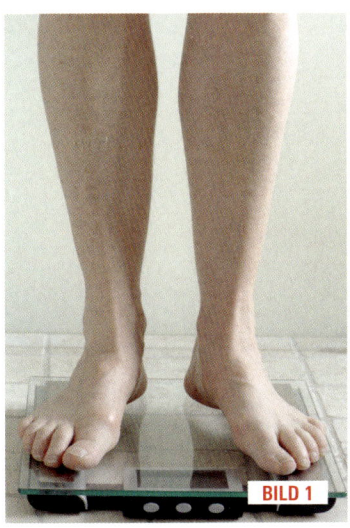
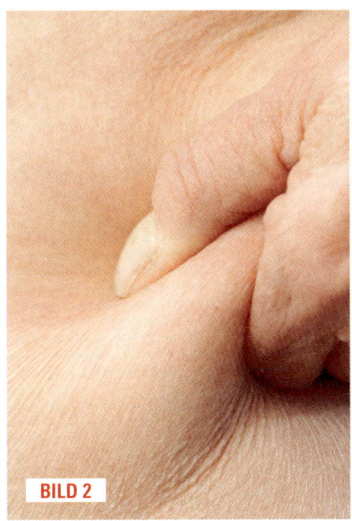

BILD 1   BILD 2

testelle. Hinzu kommt, dass sich der Stoffwechsel mit dem Alter verlangsamt, der Energiebedarf also zurückgeht. Wer dann nicht weniger isst als vordem, nimmt unweigerlich zu. Und zu allem Überfluss verändert sich auch noch die Figur, weil die Muskelmasse des Körpers nach und nach abnimmt, der Fettanteil dagegen zunimmt. Wer das Abnehmen aufs Rentenalter verlegt, hat sich also etwas besonders Schwieriges vorgenommen.

Und es ist keine Statistik nötig, um zu wissen, dass die meisten scheitern. Ein Blick in die Straßen genügt. Die meisten Senioren tragen ihre Last. Im Jahr 2003 gaben 85 von 100 Männern und 79 von 100 Frauen im Alter zwischen 60 und 69 Jahren an, dass sie einen BMI von mehr als 25 haben und damit übergewichtig sind. Obwohl sich das Gewicht ab dem achten Lebensjahrzehnt üblicherweise deutlich verringert, bleiben viele Menschen, vor allem Frauen, zu dick.

Gewicht und Gesundheit

Die Auswirkungen – speziell für Frauen – hat eine Studie aus den USA festgehalten, in der der Gesundheitszustand von Zehntausenden Frauen jahrelang verfolgt wurde. Als die Studie 1976 begann, waren die Frauen durchschnittlich 50 Jahre alt und ohne chronische Krankheiten. 30 Jahre später hatten 17 065 Frauen ein Alter von mehr als 70 Jahren erreicht. Doch nur 1686 Frauen waren ohne eine von elf typischen chronischen Krankheiten und hatten keine nennenswerten körperlichen oder geistigen Einschränkungen.

Je höher das Gewicht zu Beginn der Studie war, desto schlechter war der Gesundheitszustand nach 30 Jahren. Und: Je mehr die Frauen zwischen dem 18. Lebensjahr und der Lebensmitte zugenommen hatten, desto unwahrscheinlicher war es, dass sie mit über 70 Jahren wirklich gesund waren. Verglichen mit Frauen, die mit 18 Jahren schlank waren und ihr Gewicht in etwa hielten, schnitten Frauen, deren BMI schon mit 18 Jahren über 25 lag und die dann im Laufe der Zeit noch mehr als 10 Kilogramm zunahmen, am schlechtesten ab. Mit jedem Kilogramm Gewicht, das nach dem 18. Lebensjahr dazukommt, sinkt die Wahrscheinlichkeit, mit 70 körperlich und geistig gesund zu leben, um fünf Prozent.

So sinnvoll es ist, das Gewicht zu begrenzen – als Senior besonders hager zu sein, scheint auch nicht die richtige Strategie zu sein. Schon im Jahr 2005 ergab eine US-amerikanische Studie, dass leichtes Übergewicht im Alter von Vorteil ist. Das hat eine kanadische Studie im Jahr 2009 noch einmal bestätigt. In ihr wurden die Daten von über 11 000 Personen über 24 Jahren hinsichtlich des Zusammenhangs von Gewicht, berechnet als BMI, und Lebenserwartung ausgewertet. Menschen mit leichtem Übergewicht (BMI 25 bis unter 30) hatten ein um 17 Prozent

INFO Body-Mass-Index

Der BMI errechnet sich nach folgender Formel: $BMI = kg/m^2$ (Körpergewicht in Kilogramm geteilt durch das Quadrat der Körpergröße in Metern). Ein Beispiel: Eine Person wiegt 68 Kilogramm und ist 168 Zentimeter = 1,68 Meter groß. Dann wird der BMI folgendermaßen berechnet:
Körpergröße x Körpergröße (1,68 Meter x 1,68 Meter) = 2,82
Gewicht (68 kg) geteilt durch 2,82 = 24,11.
Der BMI beträgt in diesem Beispiel also 24,11.
Die Einstufung lautet:
- Normalgewicht: BMI 18,5 bis 24,9
- Übergewicht: BMI 25 bis 29,9
- Fettleibigkeit (Adipositas): ab BMI 30
Im Internet finden Sie zum Beispiel unter folgender Adresse einen BMI-Rechner: www.bmi-rechner.net

niedrigeres Sterberisiko als Normalgewichtige. Erhöht war das Sterberisiko dagegen bei Menschen mit Untergewicht (BMI unter 18,5) und solchen mit krankhaftem Übergewicht (Adipositas, BMI über 35).

Zu einem ähnlichen Ergebnis kommt eine Studie, an der Zentren in zehn europäischen Ländern teilnehmen und die 519 000 Teilnehmer seit 1992 verfolgt. Einer Teilauswertung der Daten von fast 360 000 Teilnehmern zufolge ist die Sterberate bei Frauen mit einem BMI von 24,3 am geringsten, bei Männern bei einem BMI von 25,3. Erhöht ist das Sterberisiko für drei Gruppen von Menschen: Für die mit starkem Übergewicht, die mit erheblichem Taillenumfang und die mit einem Körpergewicht im unteren Normalbereich. Als besonders ungünstig erweist sich der Speckgürtel um die Taille (siehe Seite 62).

Worauf der Vorteil für leicht Übergewichtige beruht, darüber wird noch gerätselt. Denkbar ist, dass sie häufiger zum Arzt gehen und so medizinisch besser versorgt sind. Möglich ist auch, dass ihnen ihre Reserven zugutekommen, wenn sie einmal krank werden. Sie haben dann mehr zuzusetzen und erholen sich besser. Vielleicht trägt es auch in gewissem Maße bei, dass die Polster sie vor Verletzungen schützen.

Bei diesen Beobachtungen ist allerdings zu bedenken: Es wurde nur die Dauer des Lebens im Verhältnis zum Gewicht betrachtet, nicht die Frage, wie gesund die Leute gealtert waren. Alt zu werden ist schließlich nicht dasselbe wie körperlich und geistig fit alt zu sein.

Für Hungerkünstler

Ungeachtet dieser Beobachtung, die bei durchschnittlichen Menschen aus der Bevölkerung gemacht wurde, gilt eine Beschränkung der Kalorienaufnahme, Fachwort Kalorienrestriktion, als Zauberformel für ein langes Leben. Manche Anhänger versteigen sich sogar zu der Behauptung, es sei die einzig wirklich wirksame Methode, die Lebensspanne so weit wie möglich auszukosten. Kalorienrestriktion bedeutet ein noch strengeres Regiment als FdH („Friss die Hälfte"). Die täglich zugeführte Kalorienmenge soll nicht mehr als 60 bis 70 Prozent der Menge ausmachen, die für die jeweilige Person und ihre Tätigkeit eigentlich normal wäre.

Die Hoffnung, bei gesunden Menschen gezielt herbeigeführte Magerkeit könnte vor vorzeitigem Ableben schützen, stützt sich auf Untersuchungen an Hefen, Würmern und Mäusen. An ihnen wurde getestet, wie es sich auf ihre Lebensdauer auswirkt, wenn der Kaloriengehalt ihrer Nahrung um ein Drittel bis zur Hälfte verringert wird. Die Ergebnisse scheinen positiv: Die Hungerleider lebten deutlich länger als gut gefütterte Organismen. Gegenwärtig laufen zur gleichen Fragestellung Experimente mit Affen. Sie werden normalerweise 30 bis 40 Jahre alt und sind jetzt etwa in ihrer Lebensmitte angekommen. Das Endergebnis wird also noch auf sich warten lassen. Zwischenberichte

berechtigen aber zu der Hoffnung, dass an dem Konzept Kalorienrestriktion etwas dran ist. 2011 zeigte „Der Spiegel" das Foto von zwei dieser Versuchsaffen: einen gut genährten, aber müde wirkenden mit stumpfem Fell und zusammengesunkener Haltung und einen hageren mit glattem Fell, aufrechter Haltung und lebendigem Verhalten. Der Studienleiter bestätigte den guten Gesundheitszustand der Affen mit schmaler Kost. Diabetes gibt es bei ihnen nicht. Herz- und Kreislaufleiden, Krebs und ein Nachlassen der Hirnleistung treten, wenn überhaupt, erheblich später auf.

Karge Ernährung

Auf den Ausgang dieses Experiments wollen die Cronies aber nicht warten. Ihr Name leitet sich vom Englischen Calorie Restriction with Optimal Nutrition (Cron, Kalorienbeschränkung bei optimaler Ernährungsweise) ab. Sie vertrauen auf den Erfolg und wollen ihn am eigenen Leib erleben. Dafür ernähren sie sich äußerst karg weitgehend von Obst, Gemüse und Getreide. Gegessen wird nur bis mittags, ab dann bleibt der Esstisch bis zum nächsten Morgen leer, egal, wie sehr der Magen knurrt. Gegenseitige Motivation holen sich die Cronies in Internetforen.

Zur Erklärung, warum asketische Lebensweise den Alternsprozess hinauszögern kann, werden verschiedene Ansätze herangezogen. Da ist zum einen der oxidative Stress (siehe Seite 14). Wenig Nahrung bedeutet eine geringere Stoffwechselrate, durch die wiederum weniger reak-

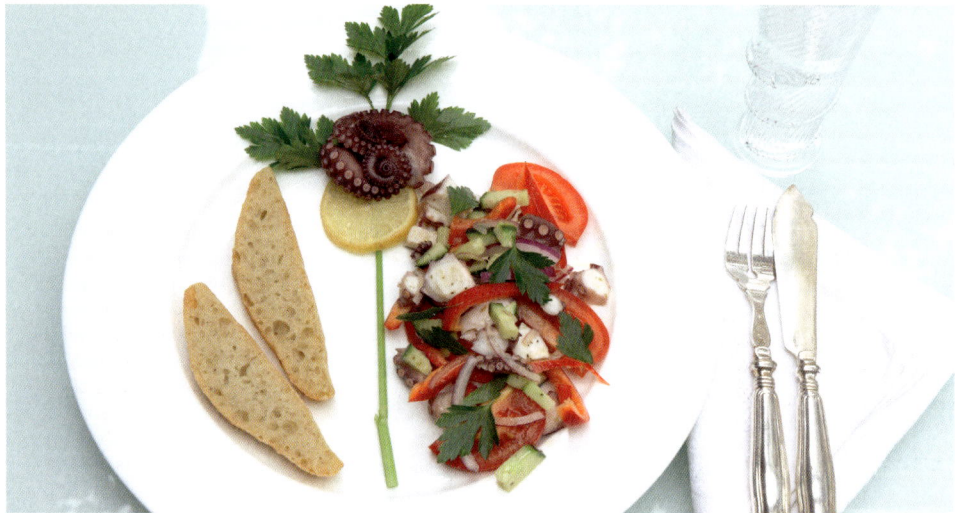

tionsfähige Sauerstoffmoleküle entstehen. Zum anderen kommt die Alternstheorie der verzuckerten Eiweiße (siehe Seite 13) ins Spiel. Wenn es wenig Nahrung zu verarbeiten gibt und die Zellen gut und rasch auf Insulin reagieren, kann die Bauchspeicheldrüse die Produktion des zuckerverarbeitenden Hormons Insulin zurückfahren. Dann entstehen auch nur wenig verzuckerte Eiweiße.

Beides sind aber nur Teilaspekte. In einem darbenden Organismus verändert sich eine Vielzahl von biochemischen Abläufen. Auch das Immunsystem, das Nerven- und Hormonsystem sind davon betroffen. Offenbar werfen die Zellen bei anhaltendem Kalorienmangel ein spezielles Überlebensprogramm an. Was dabei Ursache, was Wirkung ist, ist schwer auseinanderzuhalten.

Überhaupt ist die Kalorienrestriktion eine Anti-Aging-Methode, für deren Tauglichkeit es bisher wohl Hinweise gibt, aber noch keine Beweise. Es sind nämlich durchaus Zweifel angebracht, ob Versuchsergebnisse mit Hefen, Würmern und Mäusen auf Menschen übertragbar sind. Diese untersuchten Lebewesen sind sehr schnelllebig. Selbst wenn sich ihre

Lebensspanne verlängert, werden sie nicht alt genug, um zum Beispiel eine Krebserkrankung zu entwickeln. Das ist bei Menschen anders.

Davon abgesehen, widerspricht ein Forscherteam dem Anti-Aging-Effekt der Kalorienrestriktion bei Mäusen sogar. Sie fanden heraus, dass nur die Mäuse davon profitieren, die aufgrund einer genetischen Anlage ungewöhnlich dick werden. Mäuse mit normalem Stoffwechsel lebten trotz Hungerns nicht länger als sonst.

Die rigorose Beschränkung der Kalorienaufnahme ist ein weiterer Beleg dafür, dass biochemische Messungen, Forschungsergebnisse an Zellen und Studien an Tieren zwar Wissen liefern, aber wenig darüber aussagen, was das für Menschen bedeutet, die ein durchschnittliches Leben leben. Erst wenn sich die Hinweise auf einen Anti-Aging-Effekt bei Menschen bestätigen, die sich mit genau diesem Ziel einer solchen Diät unterzogen haben, lassen sich daraus Schlüsse für die Allgemeinbevölkerung ziehen.

Die Frage, ob sich die Lebensspanne durch karge Ernährung wirklich bis zum Äußersten ausdehnen lässt, ist also noch immer unbeantwortet.

BILD Verlockend: Das Auge isst mit

Die Beobachtung in der oben beschriebenen kanadischen Studie (siehe Seite 40), dass Untergewicht das Leben eher verkürzt, muss übrigens nicht im Widerspruch zu einem möglichen Vorteil der Kalorienbeschränkung stehen. Untergewicht bei Menschen in der durchschnittlichen Bevölkerung kann vielfältige Ursachen haben. Sie können zum Beispiel krank oder magersüchtig sein. Unter solchen Voraussetzungen wäre ihr frühzeitiger Tod nicht verwunderlich.

WACHSTUMSHORMON

Glaubt man dem Internet, scheint das Wachstumshormon (Somatropin oder HGH von engl. human growth hormone) eine Art Jungbrunnen zu sein. Dieses Image ist nicht verwunderlich, denn Somatropin fördert das Wachstum von Knorpel, Knochen und Muskeln, die Fettdepots dagegen schmelzen ab.

In der Zeit, in der aus einem Baby ein erwachsener Mensch wird, und während der Jahre, in denen dieser Mensch für körperliche Herausforderungen gerüstet sein muss, ist die Funktion des Wachstumshormons einleuchtend. Es wird entbehrlicher, je älter der Mensch wird. Infolgedessen produziert der Körper schon nach dem 20. Lebensjahr nach und nach weniger davon. Mit etwa 60 Jahren kommt die Produktion bei den meisten Menschen ganz zum Erliegen.

Die Anhänger der neuroendokrinen Alternstheorie (siehe Seite 14) wollen nun die biologische Uhr durch die Zufuhr von einem Mix von Hormonen, speziell Wachstumshormon, zurückdrehen. Die Gegner dieses Konzepts sehen hingegen für eine Anti-Aging-Medizin, die mit Hormongaben arbeitet, keine seriöse biologische Basis.

Bis die Kontroverse gelöst ist, ob das Absinken der Hormonspiegel Ursache oder Folge des Alternsprozesses ist, dauert es vielleicht noch einige Zeit. Ob aber der Einsatz von Hormonen den behandelten Menschen wirklich nützt, dazu lässt sich schon jetzt Fundiertes sagen. Kontrollierte klinische Studien an einer großen Zahl von Menschen zeigen nicht nur, ob das Ziel, den Alternsprozess aufzuhalten, erfüllt wird, sondern auch, wie der gesamte Körper auf diese Eingriffe reagiert. Schließlich ist es ja wenig hilfreich, zunächst vielleicht jugendlich frisch zu erscheinen und sich auch so zu fühlen, nach einiger Zeit aber zum Beispiel eine Krebserkrankung zu bekommen, die ohne diese Behandlung weniger wahrscheinlich gewesen wäre.

Wer die biologische Uhr durch Wachstumshormon aufhalten will, muss es sich regelmäßig als Medikament unter die Haut spritzen lassen. Das ist nicht ganz billig. Zudem dürfte es auf legalem Weg nicht einfach zu beschaffen sein, denn keines der Präparate ist in Deutschland als Anti-Aging-Mittel zugelassen. Somatropin-Präparate gibt es in Deutschland zur Anwendung bei Kindern mit speziellen, genau definierten Wachstumsstörungen und bei Erwachsenen, die aufgrund einer schwerwiegenden Störung der Hormondrüsen im Gehirn nicht genügend Wachstumshormon produzieren.

Diese Hindernisse schrecken aber diejenigen offenbar nicht, die sich vom Spritzen von Wachstumshormon den Erhalt einer jugendlichen Statur versprechen. Meist sind es Männer, die sich weniger Fett, aber mehr Muskeln wünschen. Und das gelingt in der Tat. Doch der Effekt beschränkt sich auf diese Äußerlichkeit. Weder die körperliche Leistungsfähigkeit, noch die Muskelkraft, die Lungenfunktion oder die geistige Wachheit verbessern sich.

Wer sich mit körperlichem Training fit hält, tut das Bestmögliche. Eine Behandlung mit Wachstumshormon kann das nicht mehr steigern.

Negative Effekte

Nach einiger Zeit zeigt diese Hormontherapie dagegen ihre dunkle Seite. In den Körpergeweben kann Flüssigkeit zurückgehalten werden (Ödeme). Von Muskel- und Gelenkschmerzen wird berichtet, auch von Nervenstörungen: Es kribbelt in Händen und Füßen, Armen und Beinen, sie fühlen sich pelzig an, prickeln und jucken. Der Blutdruck kann ansteigen. Zudem können sich eine koronare Herzkrankheit und Diabetes entwickeln. Darüber hinaus ist nicht geklärt, ob sich das Krebsrisiko erhöht. Zumindest Dickdarmkrebs scheint nach einer Behandlung mit Wachstumshormon häufiger vorzukommen. Dafür gibt es eine einleuchtende Erklärung. Wachstumshormon erhöht die Konzentration eines Wachstumsfaktors, der Zellen zur Teilung anregt. Und dieser Faktor unterscheidet nicht, ob es sich um gesunde Muskelzellen handelt oder um unerwünschte Krebszellen, beide wachsen. Möglicherweise geht die Behandlung mit Wachstumshormon aber ganz anders aus als geplant. In Versuchen mit Mäusen leben gerade die Tiere länger, die wenig Wachstumshormon produzieren. Eine Überproduktion des Hormons verkürzt dagegen ihr Leben.

Studien mit Menschen bestätigen diese Tendenz. Eine Übersichtsarbeit, in der die entsprechenden verfügbaren Studien ausgewertet wurden, resümiert: Eine Behandlung mit Wachstumshormon verbessert die Körperform ein wenig und hat deutliche Nebenwirkungen. Als Anti-Aging-Therapie kann sie nicht empfohlen werden. Ein anderer Wissenschaftler fasst Nachteil und Vorteil so zusammen: Wenn im Alter die Konzentration an Wachstumshormon sinkt, ändert sich die Körperform und die Kraft lässt nach. Dafür schützt die verringerte Menge Wachstumshormon aber wahrscheinlich vor Krebs und anderen Alterskrankheiten.

MELATONIN

Als ein weiterer möglicher Altersverzögerer hat Melatonin zunächst in Experimenten auf sich aufmerksam gemacht. In solchen Untersuchungen erwies sich das körpereigene Hormon als potentes Mittel gegen aggressive Sauerstoffverbindungen, die mit dem Alternsprozess in Verbindung gebracht werden. Solche Sauerstoffverbindungen unschädlich zu machen, ist eine der biologischen Aufgaben von Melatonin im Körper. Eine andere Aufgabe nimmt das Hormon in der Immunabwehr wahr, eine dritte ist seine Funktion als Rhythmusgeber, mit der es unter anderem die Schlafbereitschaft steuert.

Melatonin entsteht in der Zirbeldrüse, einem Teil des Zwischenhirns. Seine Synthese und Freisetzung werden durch Dunkelheit angeregt. Zwischen zwei und vier Uhr nachts ist die Melatoninkonzentration im Blut am größten. Fällt Tageslicht in die Augen, wird das Hormon nicht mehr ausgeschüttet. Auf diese Weise übermittelt Melatonin dem Hormonsystem die Botschaft, wann Tag und wann Nacht ist, und beteiligt sich an der Regulierung der Funktionen, die einem Tagesrhythmus unterworfen sind.

Bis etwa zur Lebensmitte bleibt diese über 24 Stunden ungleiche Verteilung der Melatoninproduktion erhalten. Dann verringert sich die nächtliche Syntheserate, bis etwa um das 70. Lebensjahr herum die Menge des Hormons im Blut nachts ebenso hoch ist wie am Tag. Damit verlieren die Tag-Nacht-Rhythmen ihre scharfe Abgrenzung. Allerdings sind diese Veränderungen individuell sehr unterschiedlich ausgeprägt. Auch gehen niedrige Melatoninwerte nicht automatisch mit Schlafstörungen einher.

Aufgrund dieser Eigenschaften könnte Melatonin vielleicht einmal ein Mittel werden, das Alternsvorgänge abmildert. Ob dabei eher seine Eigenschaft als Rhythmushormon im Vordergrund steht oder die, aggressive Sauerstoffverbindungen zu neutralisieren, ist offen. Derzeit ist seine Bedeutung zur Verlangsamung von Alternsvorgängen noch völlig unklar. Studien, die dazu nähere Auskunft geben können, müssen erst noch durchgeführt werden.

In Deutschland gibt es zwar ein verschreibungspflichtiges Produkt mit Melatonin, doch ist dieses gedacht als Schlafmittel für Menschen über 55 Jahre.

BILD Antioxidanzien vom Gemüsehändler

VITAMINALPHABET

A, C, E – der Markt der Nahrungsergän-zungsmittel und Lebensmittelzusätze hat sein eigenes Alphabet. Die drei Vitamine A, C und E, manchmal noch zusätzlich Betacarotin und Selen, gelten als die Schutz-substanzen vor allem, was das Alter an Krankheiten bereithält. Herz-Kreislauf- und Krebserkrankungen, altersbedingte Erkrankungen der Augennetzhaut – die Einnahme dieser Substanzkombinationen soll vielem vorbeugen.

Dabei setzt man auf die Fähigkeit dieser Vitamine, sehr reaktionsfähige Sauerstoffverbindungen abzufangen und unschädlich zu machen. Sie sollen also das übernehmen, was die körpereigenen Schutzsysteme nicht mehr ausreichend schaffen. Nach der Entdeckung, dass aggressive Sauerstoffverbindungen für die Zellen oxidativen Stress darstellen und dieser ihren Alternsprozess anstößt (siehe Seite 14), lag dieser Gedanke nahe. Die Kombination gerade dieser drei Vitamine ergibt sich daraus, dass das wasserlösliche Vitamin C in den wasserreichen Geweben seine Arbeit tun soll, die fettlöslichen Vitamine A und E vor allem in den fettreichen Zellwänden.

Was als Idee besticht, taugt aber erst dann als empfehlenswerte Maßnahme, wenn das Erhoffte im lebendigen Organismus auch tatsächlich eintritt. Schließlich ist der Körper auf ein Gleichgewicht seiner Bedingungen eingerichtet. Die freien Radikale, welche von den Antioxidanzien

abgefangen werden sollen, sind nicht nur gefährlich. Sie werden vom Körper auch genutzt, zum Beispiel um Signale zu übertragen. Es ist also denkbar, dass unerwünschte Wirkungen auftreten, wenn freie Radikale komplett unwirksam gemacht werden. Außerdem übersteigt die Menge der zugeführten Antioxidanzien bei Weitem die, die der Körper benötigt. Das beeinträchtigt das Gleichgewicht und könnte ebenfalls Konsequenzen haben.

Erst Studien zeigen, wie sich dieser Mix aus möglichen positiven und denkbaren negativen Auswirkungen an konkreten Menschen unter Alltagsbedingungen auswirkt. In vielen solchen Untersuchungen nahmen gesunde Menschen, die sich angemessen ernähren, diese Mittel ein. Nach geraumer Zeit wurde ihr Gesundheitszustand mit dem von Menschen verglichen, die entweder ein Scheinmedikament eingenommen hatten oder weder Vitaminmischung noch Scheinmedikament. In einer Übersichtsarbeit sind die entsprechenden Studien gemeinsam ausgewertet worden. Auf diese Weise überschaut man die Einnahme von Antioxidanzienmischungen bei 232 550 Personen.

Mit ernüchterndem Ergebnis: Antioxidanzien haben die Sterblichkeitsrate nicht nur nicht gesenkt, sondern im Gegenteil: Sie haben sie erhöht. Es sind also mehr der Personen gestorben, die diese Mittel eingenommen haben, als von denen, die sie nicht genommen haben. Betrachtet

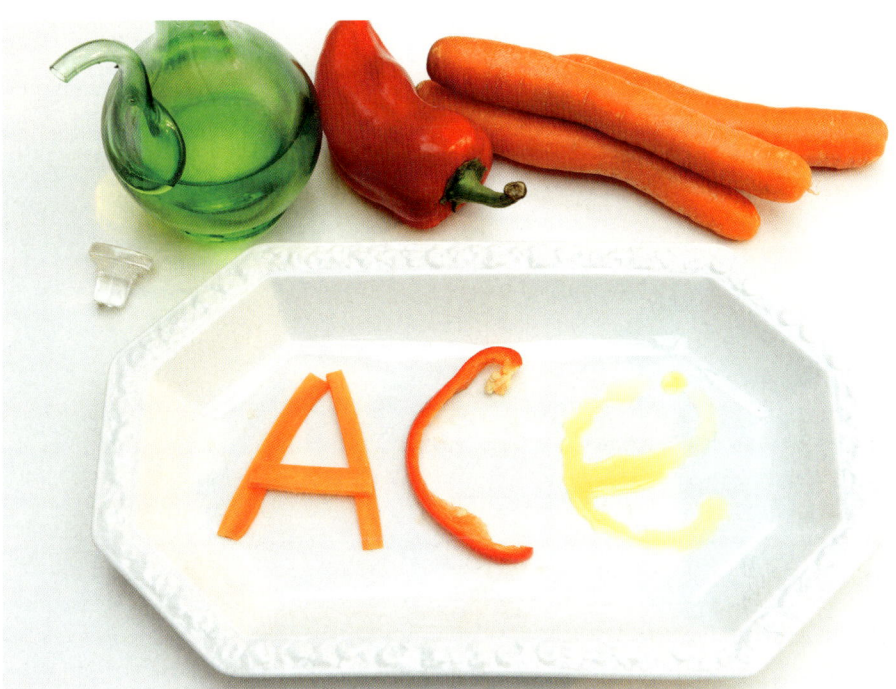

man dann noch die Substanzen einzeln, ergibt sich ein deutlicher Anstieg der Sterberate bei den Leuten, die Betacarotin, Vitamin A oder Vitamin E eingenommen hatten. Vitamin C und Selen hatten dagegen keine so erschreckenden Auswirkungen.

Multivitamine, Mineralstoffe, Spurenelemente

Sehr viele Menschen, insbesondere Frauen, schlucken täglich eine Tablette, die nicht nur einen Vitaminmix, sondern zusätzlich noch Mineralstoffe und Spurenelemente enthält. Sie hoffen, damit ganz allgemein Krankheiten vorzubeugen, vor allem Infektionen, Herz-Kreislauf- und Krebserkrankungen. Viele Menschen nehmen solche Präparate länger als drei Jahre ein. Unter ihnen sind besonders viele ältere Personen.

Diese Selbstbehandlung beruht auf dem Wissen, dass Bakterien und Viren bei den Menschen leichteres Spiel haben, die mit Vitaminen und Mineralstoffen nur mangelhaft versorgt sind. Dass sich gerade ältere Menschen häufiger Erkältungen und andere Infektionen einfangen, an denen sie dann eine Zeit lang laborieren, wird ihrem nicht mehr so leistungsfähigen Immunsystem angelastet.

Die Schlussfolgerung, dass diejenigen, die entsprechende Präparate einnehmen, seltener krank sind, ist jedoch nicht richtig. Zu diesem Ergebnis sind schon viele Untersuchungen gekommen, letztlich auch wieder eine aus England. Dort nahmen ältere Menschen eine Kombination aus Vitamin A, C, D_3, E, B_1, B_2, B_3, B_6, B_{12}, Pantothensäure, Folsäure, Eisen, Jodid, Kupfer, Zink und Mangan ein. Sie brauchten den Arzt nicht seltener als andere Leute. Es kann allerdings sein, dass das bei Personen anders ist, die in Heimen betreut werden. Sie sind in der Regel mit Vitaminen und Mineralstoffen nicht ausreichend versorgt. Daher kann ihnen eine gezielte Zufuhr durchaus nützen.

Coenzym Q 10

Viel Gutes erwartete man sich von Coenzym Q 10: eine Steigerung der Leistungsfähigkeit, ein starkes Herz und Immunsystem, gebremste Hautalterung, sogar Lebensverlängerung.

Nach dem lateinischen Wort ubique (= überall), wird Coenzym Q 10 auch als Ubichinon bezeichnet, weil es praktisch in allen Zellen vorkommt. Es gehört nicht zu den Vitaminen, da der gesunde Organismus diesen Stoff selbst herstellt. Die mit der Ernährung täglich aufgenommene Menge Coenzym Q 10 wird auf 2 bis 20 Milligramm geschätzt. Es ist in Fleisch und Geflügel, Hülsenfrüchten, Soja, Nüssen und manchen Ölen enthalten.

Hintergrund für den Einsatz von Coenzym Q 10 als Anti-Aging-Mittel ist seine Funktion in den Mitochondrien. Mitochondrien sind die Orte im Innern von Zellen, in denen die Energie der Nahrung in chemisch verwertbare Energie umgewandelt wird. Coenzym Q 10 ist eine von vielen Substanzen, die an dieser Energieproduktion beteiligt sind.

Bei der Energiegewinnung in den Mitochondrien entstehen unter anderem freie Radikale. Diese aggressiven Moleküle werden für Alternsvorgänge mitverantwortlich gemacht (siehe Seite 46).

Man spekulierte nun, dass die Zufuhr von Coenzym Q 10 die von den Mitochondrien ausgehenden Alternsvorgänge stoppen könnte. Zu diesem Zweck wurde in Studien die tägliche Gabe von 50 bis 300 Milligramm Coenzym Q 10 pro Tag geprüft. Doch weder eine „Steigerung der Leistungsfähigkeit und Gesundheit" noch eine „Stärkung der Abwehrkräfte" ließen sich nachweisen. Auch eine allgemeine Verbesserung der Körperfunktionen ließ sich wissenschaftlich nicht belegen.

Stattdessen beobachtete man unerwünschte Wirkungen im Magen-Darm-Bereich und einen Anstieg bestimmter Leberwerte, die auf Zellschädigungen hindeuten können.

GINSENG

Für die Anhänger der traditionellen Medizin Asiens verringert die Wurzel von Panax ginseng die Krankheitsbereitschaft, beschleunigt nach Erkrankungen die Genesung und sichert ein langes Leben. Die Aussicht auf solche Wirkungen verhalf der gepulverten Wurzel und ihren Extrakten zu weltweiter Beliebtheit.

In der Folge wurde die Pflanze auf ihre Inhaltsstoffe untersucht und ihre Wirksamkeit wurde geprüft. Als man jedoch die verschiedenen klinischen Studien an Menschen auswertete, in denen der Einsatz von Ginseng zu verschiedenen Zwecken überprüft worden war, ergaben sich allenfalls Hinweise auf positive Effekte bei verschiedenen Gesundheitsstörungen, aber kein verlässlicher Nachweis. Spätere Überprüfungen durch unabhängige Forscher bestätigten diese schwachen Ergebnisse noch einmal. Als Mittel, um das Altern hinauszuzögern, taugt Ginseng offenbar nicht.

Sein Vorteil liegt darin, dass Nebenwirkungen zwar möglich sind, diese aber mild sind und rasch vorübergehen.

Neben asiatischem Ginseng, Panax ginseng, gibt es noch den sibirischen Ginseng. Sein botanischer Name ist Eleutherococcus senticosus. Präparate mit dem Extrakt des sibirischen Ginsengs tragen daher oft den Namensbestandteil „Eleuther…".

Auch für diese Ginseng-Art haben die Untersuchungen kein besseres Ergebnis erbracht als für Panax-Ginseng.

SAUERSTOFF-MEHRSCHRITT-THERAPIE

Ein West-Exportschlager der ehemaligen DDR war die Sauerstoff-Mehrschritt-Therapie (SMT) von Manfred von Ardenne (1907–1997). Er war bis zu seinem Tod Direktor eines Dresdner Forschungsinstituts, das seinen Namen trug, und hatte sich zeitlebens intensiv mit Sauerstoff befasst. Daraus resultierte seine Theorie, wenn der Sauerstoffpartialdruck des Blutes unter den Normalwert absinke, führe das zu einer mangelhaften Versorgung der Zellen mit Sauerstoff. Dieses wiederum fördere das Altern und verursache Krankheiten.

Dem wollte v. Ardenne mit einer Behandlung in drei Schritten abhelfen. Im ersten Schritt läuft eine Lösung mit Vitaminen, Magnesium und einer gefäßerweiternden Substanz in eine Vene. Diese Mischung soll die Sauerstoffaufnahme fördern. Dann wird über eine Maske Luft eingeatmet, die mit etwa 50 Prozent Sauerstoff angereichert ist. Der dritte Schritt

besteht aus täglichem, dosiertem Bewegungstraining, zum Beispiel auf einem Laufband oder Standfahrrad oder in Form von Gymnastik.

Die Studien, die die Mitarbeiter des Ardenne-Instituts als Beleg für die Wirksamkeit dieser Methode vorlegten, wiesen zwar durchweg positive Ergebnisse auf. Da sie aber nicht den Kriterien entsprechen, die an eine überzeugende wissenschaftliche Arbeit gestellt werden, gilt die Wirksamkeit des Verfahrens trotzdem als nicht belegt. Die Sauerstoff-Mehrschritt-Therapie kann weder bestimmte Krankheiten verhüten noch kann sie das Altern aufhalten. Mittlerweile haben sich sogar die Vertreter der SMT dieser Einschätzung angeschlossen.

Davon abgesehen, entsprechen die theoretischen Annahmen, die dem Verfahren zugrunde liegen, nicht den bekannten, wissenschaftlich akzeptierten Funktionen und Aufgaben von Sauerstoff im Körper. So hängt beispielsweise der Sauerstoff-partialdruck im Blut des Menschen von der Höhe ab, in der er sich befindet. Bei Tibetern, die in über 3000 Meter Höhe leben, liegt er dauerhaft weit unter dem Wert, den v. Ardenne als krankmachend bezeichnet.

Dem fehlenden Nutzen der Behandlung stehen allerdings mögliche Nebenwirkun-

gen gegenüber. Das Einatmen von hoch-konzentriertem Sauerstoff über längere Zeit kann Übelkeit, Erbrechen, Schwindel, Kopfschmerzen und Krämpfe auslösen. Ob häufiges Einatmen von mit Sauerstoff angereicherter Luft auf Dauer schadlos bleibt, ist unklar. Da das Einatmen solcher Luft aber zum Konzept der SMT gehört, sind die Folgen auch bei der SMT nicht abzuschätzen.

ZELLTHERAPIEN

Zelltherapien basieren auf einer schlichten Idee: Alternde Zellen werden durch junge Zellen ersetzt, die in den Körper hinein-gespritzt werden. Bald wurde klar, dass dieses Prinzip in der Realität nicht funktio-niert. Daraufhin wurde die Erklärung der angenommenen Wirkung abgewandelt. Nun sollen Zelltherapien das Immunsys-tem beeinflussen. Ihre Ziele sind Regene-ration und Revitalisierung, stress- und altersbedingte Abbauerscheinungen sol-len beseitigt, ja, der Körper soll sogar ver-jüngt werden. Zwei typische Zelltherapie-Verfahren sind die Frischzellentherapie und die Thymustherapie.

Die Frischzellentherapie verkörpert die Ursprungsidee des Schweizer Chirurgen Paul Niehans. Sie machte in den 1950er, 1960er Jahren Furore und wird heute im-mer noch angeboten. Bei dieser Behand-lung bekommen die Interessenten Gewe-beextrakte ungeborener Tiere gespritzt.

Die früher auch verwendeten Arzneimittel aus getrockneten und gefrorenen Zellen gibt es wegen tödlicher Zwischenfälle nicht mehr.

Studien zur Wirksamkeit dieses Ver-fahrens gibt es nicht. Es ist auch kaum vorstellbar, dass Derartiges heutzutage genehmigt würde, denn die Risiken sind absehbar. In den Körper eingebrachte Fremdzellen und deren Bestandteile lösen eine Abstoßungsreaktion aus, mit der das Fremde möglichst schnell entfernt werden soll. Die zum Teil gravierenden uner-wünschten Wirkungen beruhen auf dieser Reaktion des Immunsystems.

Die Frischzellentherapie ist ein Verfah-ren ohne nachgewiesenen Nutzen, aber mit erheblichem Risikopotenzial.

Eine modernere Spielart der Frischzel-lentherapie ist die Thymustherapie. Der Thymus (Bries) ist ein wichtiges Organ der Immunabwehr. In ihm wird eine Gruppe weißer Blutkörperchen für ihre immunologischen Aufgaben geprägt. An diesem Vorgang sind Eiweißstoffe beteiligt, die sogenannten Thymusfaktoren.

Die Drüse ist nur in der Kindheit aktiv. Nach der Pubertät verkleinert sie sich und verliert ihre Funktion. Eine Art Gedächtnis in den weißen Blutkörperchen stellt sicher, dass es weiterhin Blutkörperchen gibt, die diese immunologischen Aufgaben wahrnehmen können.

In der Anfangszeit der Thymustherapie wurde eine Aufschwemmung der Thymuszellen von ungeborenen Schafen und Kälbern gespritzt. Diese Produkte sind wegen schwerwiegender Nebenwirkungen nicht mehr im Handel. Später entwickelte man Präparate mit dem gereinigten und sterilisierten Extrakt von Thymusdrüsen zum Injizieren und Einnehmen. Mittlerweile kann eine Thymustherapie mit chemisch reinen Eiweißstoffen, deren Zusammensetzung und Aufbau bekannt sind,

durchgeführt werden. Diese Eiweißstoffe entsprechen denen, die in der Thymusdrüse vorkommen. Die Anwender setzen die Thymustherapie in der Vorstellung ein, dem Körper mit injizierten Thymuszellen das zurückzugeben, was im Alter nur noch in geringer Menge vorhanden ist. Die zugeführten Thymusfaktoren sollen das nachlassende Immunsystem anregen und so die Abwehr von Krankheiten stärken und Alternsprozesse allgemein verlangsamen. Tatsächlich kann Thymusextrakt die Konzentration verschiedener Blutzellen und -faktoren erhöhen und damit die immunologischen Fähigkeiten des Organismus beeinflussen. Ob das aber bedeutet, dass die Behandelten besser gegen Erkrankungen gewappnet sind, ist bisher unklar.

Zum Aspekt Verjüngung, Lebensverlängerung gibt es keine Studien mit Thymusextrakt. Es kann also niemand sagen, ob es diese Wirkung aufweist oder nicht.

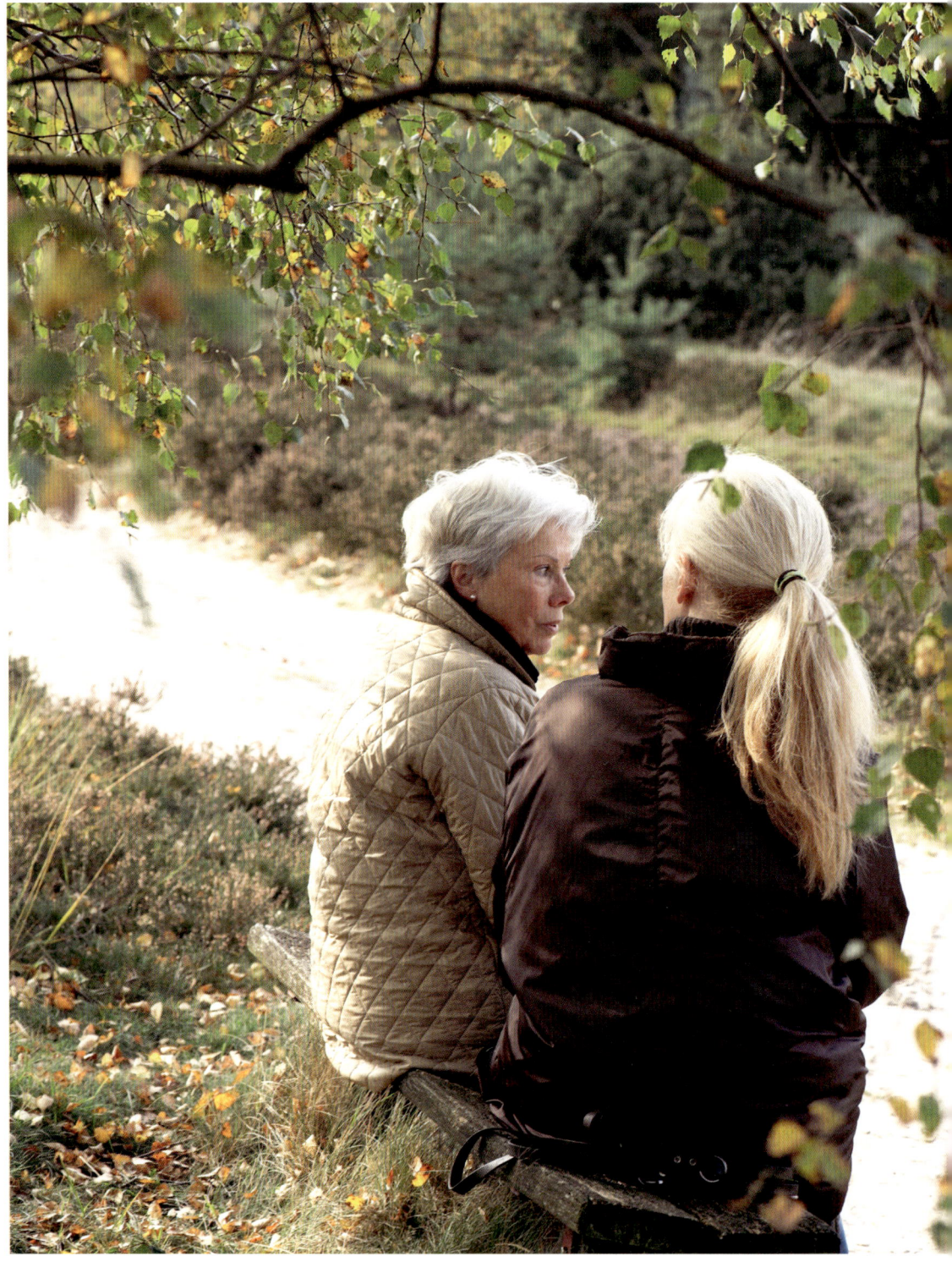

HERZ UND KREISLAUF

Die Alpen zu Fuß überqueren, einmal auf der Chinesischen Mauer stehen, den Enkeln das Radfahren beibringen – solche Unternehmungen fallen leichter, wenn Herz und Kreislauf ohne medizinische Hilfe rund laufen. Der Weg, um Herz und Blutgefäße möglichst lange jugendlich frisch zu erhalten, führt ganz klar durch die Küche und den Wald und achtlos vorbei an allen Zigarettenautomaten.

DER LEBENSMOTOR – EIN MUSKEL

Das Herz spürt man allenfalls im Zustand akuter Verliebtheit. Die übrige Zeit schlägt es ohne viel Aufhebens zu machen, im Laufe eines 70-jährigen Lebens etwa 2,5 Milliarden Mal. Haben die Gefäße, die es mit Sauerstoff versorgen, in dieser Zeit gelitten, muss medizinische Hilfe den Lebensmotor am Laufen halten und bedrohliche Erkrankungen verhindern.

Bei älteren Menschen nehmen die Erkrankungen von Herz und Blutgefäßen den ersten Platz in der Krankheitsstatistik ein. Diese Entwicklung bahnt sich bereits in jungen Jahren an. Schon bei 30 bis 45 Jahre alten Männern entfällt jede zehnte Krankenhauseinweisung auf Herz-Kreislauf-Erkrankungen. Bei den 45- bis 64-Jährigen ist es jede vierte. Frauen sind da zunächst besser dran. Derart häufig treffen Herz-Kreislauf-Erkrankungen sie erst, wenn sie älter sind als 65 Jahre. Über alle Altersstufen hinweg lag im Jahr 2006 bei 44 von 100 Sterbefällen die Ursache in diesem Organsystem.

Mit den Jahren gibt es am Herzen eine Reihe von Veränderungen, die unvermeidlich sind. Manches gleicht das Herz selbst aus. Mit anderem muss man leben. Beispielsweise sinkt die Herzfrequenz, die bei Belastung maximal möglich ist. Während das Herz bei einem 20-Jährigen pro Minute etwa 200 Mal schlagen kann, bringt es das Herz eines 85-Jährigen nur noch auf höchstens 170 Schläge pro Minute. Dass ältere Menschen körperlich nicht mehr so leistungsfähig sind, hängt allerdings nicht nur mit Herz und Lunge zusammen, sondern viel mehr mit der unvermeidlich

BILD 1 EKG: Dem Herz beim Arbeiten zuschauen
BILD 2 Blutwerte verraten das biologische Alter

nachlassenden Muskelkraft. Deren Verlust lässt sich allerdings begrenzen. Muskeln lassen sich trainieren. Das Gleiche gilt für die Leistungsfähigkeit von Herz und Lunge. Hinsichtlich der Herzgesundheit kann ein 70-jähriger Ausdauersportler durchaus einem untrainierten 30-Jährigen vergleichbar sein.

Blutgefäße schützen

Die meisten gesundheitlichen Probleme beruhen auf Veränderungen in den Blutgefäßen, vor allem denen, die Herz und Gehirn versorgen. Diese sind zwar eine Alterserscheinung, doch was man als Arteriosklerose (siehe Seite 69) bezeichnet, ist mehr eine Folge des Wohllebens mit üppiger Kost und wenig körperlicher Aktivität. Hoher Blutdruck (siehe Seite 66) und ein gestörter Fettstoffwechsel (siehe Seite 67) zeigen die Auswirkungen schon recht früh an. Da arteriosklerotische Gefäße die Gewebe und Organe nicht mehr

ausreichend mit Blut versorgen können, können sich Folgekrankheiten ausbilden: koronare Herzkrankheit, Herzschwäche, Herzinfarkt, Schlaganfall.

Die beste Strategie, um Herz und Gefäße im Rahmen der individuellen Möglichkeiten lange in gutem Zustand zu halten, sind die ab Seite 56 dargestellte Ernährungsweise, viel Bewegung und das Nichtrauchen. Diese Faktoren helfen zweifelsohne, die Lebensspanne voll auszukosten. Wenn sich bereits hoher Blutdruck eingestellt hat und die Blutfettwerte das gesetzte Limit überschreiten, ist ärztliche Hilfe nötig. Eine gezielte Behandlung mit geeigneten Medikamenten kann dann die Folgen verhindern, die sonst das Leben verkürzen können. Allerdings sind fast alle wirksamen Medikamente, die gegen hohen Blutdruck oder Fettstoffwechselstörungen eingesetzt werden, verschreibungspflichtig und die Therapie muss ärztlich überwacht werden.

FRÜHERKENNUNG: CHECK-UP 35 +

Ob jemand dazu tendiert, eine Erkrankung des Herzens und der Blutgefäße zu bekommen, ist schon relativ früh zu erkennen. Meist legen vier Faktoren dafür den Grundstein: Rauchen, Übergewicht, hoher Blutdruck sowie ungünstige Blutfettwerte. Auch ungenügende körperliche Aktivität ist ein Risikofaktor für Herz-Kreislauf-Erkrankungen, weil dadurch Übergewicht

und hoher Blutdruck wahrscheinlicher werden. Bei einer entsprechenden Veranlagung kann dann im Zusammenspiel dieser Faktoren auch Typ 2 Diabetes auftreten (siehe Seite 73).

Um diese ungünstige Entwicklung frühzeitig zu erkennen und ihr entgegensteuern zu können, bieten die gesetzlichen Krankenkassen allen Frauen und

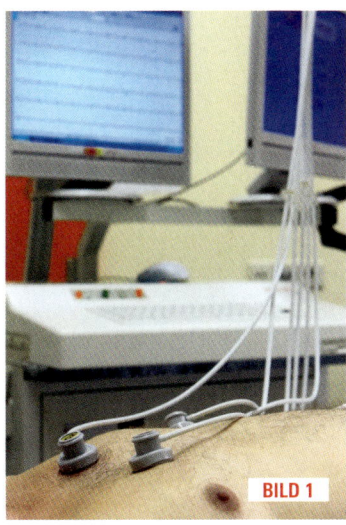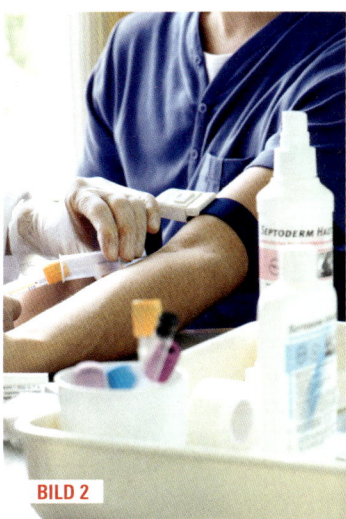

BILD 1 **BILD 2**

Männern ab 35 Jahren an, sich alle zwei Jahre ärztlich untersuchen zu lassen.

Bei dieser „Check-up 35 +" genannten Vorsorgeuntersuchung werden die eigene Krankheitsgeschichte und die der Familie erfragt. Es werden zudem Gewicht und Größe erfasst, der Blutdruck gemessen und der Gehalt an Fettstoffen und Zucker im Blut bestimmt. Eine Urinprobe wird auf Zucker, Eiweiß, rote und weiße Blutkörperchen und Zeichen von Bakterien untersucht. Auch ob geraucht wird, interessiert beim Check-up.

Wer diese Gesundheitsprüfung in Anspruch nimmt, braucht durch sie keine direkten Komplikationen oder Schäden zu befürchten. Aber er muss sich auf eine unliebsame Folge gefasst machen: Es kann sein, dass Ärztin oder Arzt darauf dringen, die Ernährung umzustellen und mehr Bewegung ins Leben zu bringen. Wer noch raucht, dem wird Unterstützung fürs Aufhören angeboten. Für denjenigen, der lange gesund leben will, lohnen sich diese Lebensstiländerungen bestimmt. Eine Umgewöhnung gelingt in jungen Jahren ohnehin leichter als später und die Verbesserungen können viel länger ihre positive Wirkung entfalten.

Risikorechner

Im Internet sind eine Reihe von Risikorechnern abrufbar. Mit ihnen können Menschen bis zum Alter von 70 Jahren die Wahrscheinlichkeit eingrenzen, in den kommenden zehn Jahren einen Herzinfarkt oder ein anderes Herz-Kreislauf-Ereignis zu erleiden oder sogar daran zu sterben. In die Berechnung gehen Daten wie Alter, Geschlecht, familiäre Belastung, Blutdruck, BMI, Blutfettspiegel und Raucherstatus ein. Ein solcher Risikorechner findet sich zum Beispiel unter www.bnk. de/transfer/euro.htm. Um ihn nutzen zu können, müssen Sie Ihren Blutdruck und die Blutfettwerte (Cholesterin und HDL-Cholesterin) kennen.

Natürlich ist ein Risikorechner kein Orakel, das die Zukunft vorhersagt. Die ausgeworfene Wahrscheinlichkeitsangabe in Form einer Prozentzahl kann aber ein Weckruf sein, um sich künftig gesundheitsbewusster zu verhalten. Außerdem lässt sich damit die Frage leichter beantworten, ob neben Ernährung und Bewegung auch Medikamente zum Gesundbleiben beitragen können. Je höher das angegebene Risiko für den Testenden ist, desto größer kann der Nutzen für ihn sein,

wenn er beides kombiniert: gesundheits-
bewusstes Verhalten und entsprechende
Medikamente. Die üblichen Aussagen,
welche Medikamente ihren Nutzen zur
Vorbeugung vor Herz-Kreislauf-Erkrankungen nachgewiesen haben, sind ja allge-
meiner Art; sie beziehen sich auf den
Durchschnitt einer Vielzahl von Menschen. Mit einer solchen Risikobestim-
mung lassen sich diese allgemeinen Aussagen jedoch für jeden Einzelnen präzisie-
ren. Schlussfolgerungen aus dem Test, die
auf die Einnahme von Medikamenten hi-
nauslaufen, sollte allerdings niemand im
Alleingang ziehen. Sinnvoller ist es, den
Test mit Ärztin oder Arzt durchzusprechen
und gemeinsam eine Rundum-Vorbeuge-
strategie zu entwerfen.

BEWEGUNG

Eindeutige Aussagen gibt es in der Medizin selten. Was heute gilt, können neue
Studienergebnisse schon morgen umwer-
fen. Doch dass regelmäßige körperliche
Aktivität das Risiko für Erkrankungen des
Herzens und der Blutgefäße verringert, ist
inzwischen so oft bestätigt worden, dass
es nicht mehr infrage steht. Das gilt auch
und vor allem für ältere Menschen.

■ **Das Fazit deutscher Herzspezialisten:**
Nicht körperlich aktiv zu sein, ist wahrscheinlich ein bedeutsamerer Risikofaktor für Herz-Kreislauf-Erkrankungen
als hoher Blutdruck und Fettstoffwechselstörungen.
    Näheres zu den Einzelheiten von kör-
perlicher Aktivität siehe „Fit statt krank",
Seite 29.

ERNÄHRUNG: BITTE RECHT BUNT

Bei gesunder Kost geht's auf den Tellern
bunt zu. Reichlich Gemüse und Obst sorgen für Farbe. Das kommt Herz und Kreislauf zugute. Schon 2002 zeigte eine große
US-amerikanische Studie, dass es in Bevölkerungsgruppen, in denen viel Gemüse
und Obst verzehrt wird, weniger Herz-
Kreislauf-Erkrankungen gibt als in anderen. Andere Untersuchungen haben das
bestätigt. Die Belege überzeugen. Reichli-
cher Verzehr von Obst und Gemüse beugt
Herz-Kreislauf-Erkrankungen, zu denen
auch der Schlaganfall gehört, vor. Daher
wird empfohlen, insgesamt etwa 650
Gramm am Tag zu essen. Anschaulich
gemacht wird das mit dem Motto „5 am
Tag". Das heißt, fünf Stück Obst oder Gemüse sollen an einen Tag mindestens ge-

gessen werden. Die Größe des Stücks oder der Portion kann man in etwa daran abmessen, was in eine geöffnete Hand passt. Kleine Hand = kleine Portion, große Hand = große Portion.

Im Jahr 2007 hat eine britische Forschergruppe 38 wissenschaftlich hochwertige Studien ausgewertet, in denen bei insgesamt 17 871 Personen untersucht wurde, was eine Ernährungsumstellung hinsichtlich der typischen Risikofaktoren für Herz und Kreislauf bringt. Sie fanden, dass bei mediterraner Ernährungsweise der Cholesteringehalt des Blutes insgesamt und der des „schlechten Cholesterins" abnehmen. Mit „schlechtem Choles-

terin" ist das LDL-Cholesterin gemeint. Auch der Blutdruck sank. Vor allem der blutdrucksenkende Effekt einer an Gemüse und Obst reichen Ernährung ist überzeugend nachgewiesen.

Fett: wenn schon, dann Öl

Wer lange gesund leben will, tut gut daran, den Fettkonsum zu beschränken. Mit Fett ist vor allem das tierische Fett in Fleisch und Wurst gemeint. Dabei ist zu beachten, dass auch Butter und Sahne tierisches Fett enthalten. Dieses Fett treibt den Cholesterinwert nach oben und erhöht den Anteil an „schlechtem" Cholesterin im Blut. Mit „schlecht" ist hier vor

---

INFO **Cholesterin-Richtwerte für Männer und Frauen**

Cholesterin-Richtwerte für Personen ohne weitere Risikofaktoren für Arteriosklerose (Nichtraucher, normaler Blutdruck, kein Diabetes):
- Gesamtcholesterin: unter 250 Milligramm/dl = weniger als ~ 6,5 mmol/l
- LDL: unter 160 Milligramm/dl = ~ 4,0 mmol/l
- HDL: über 40 Milligramm/dl = ~ 1,0 mmol/l
- Quotient LDL/HDL: unter 4

Cholesterin-Richtwerte für Personen mit Risikofaktoren für Arteriosklerose (Rauchen, hoher Blutdruck):
- Gesamtcholesterin: unter 200 Milligramm/dl = weniger als ≈ 5,0 mmol/l

- LDL: unter 130 Milligramm/dl = ~ 3,5 mmol/l
- HDL: über 40 Milligramm/dl = ~ 1,0 mmol/l
- Quotient LDL/HDL: unter 3

Cholesterin-Richtwerte für Personen mit Arteriosklerose, Diabetes oder nach überstandenem Herzinfarkt:
- Gesamtcholesterin: unter 180 Milligramm/dl = weniger als ~ 4,5 mmol/l
- LDL: unter 100 Milligramm/dl = ~ 2,5 mmol/l
- HDL: über 40 Milligramm/dl = ~ 1,0 mmol/l
- Quotient LDL/HDL: unter 2

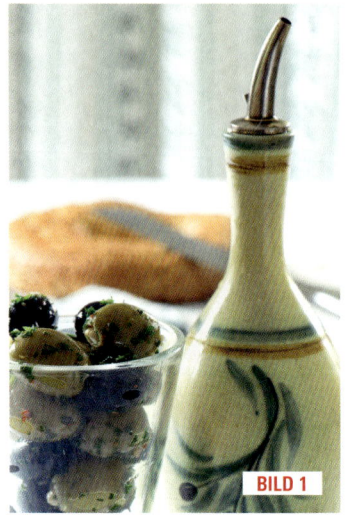
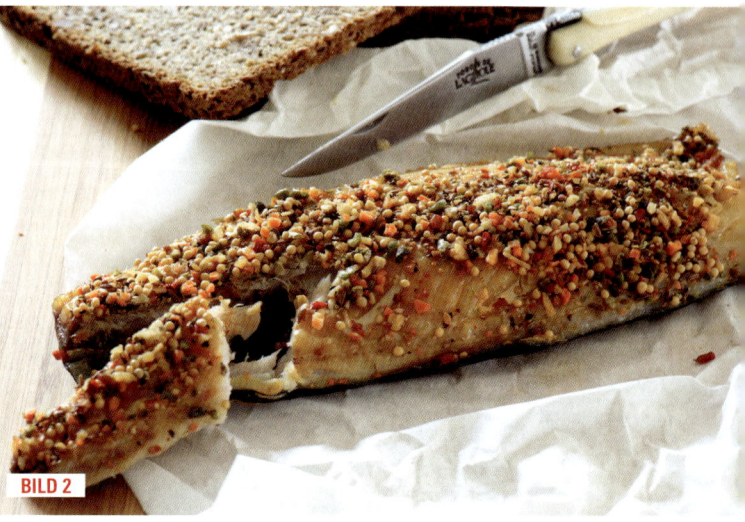

BILD 1   **BILD 2**

allem gemeint, dass es die Entstehung von Arteriosklerose fördert.

Die Empfehlung, nur selten Fleisch und Wurst zu essen und beim Kochen und Braten Pflanzenöle zu verwenden, ist wissenschaftlich abgesichert. Vor allem Oliven- und Rapsöl sollten griffbereit am Herd stehen. Wer seine bisher gewohnte Ernährung in dieser Weise umstellt, darf mit Recht auf ein geringeres Risiko für Herz-Kreislauf-Erkrankungen hoffen. Dafür muss diese Kostform aber länger als zwei Jahre beibehalten werden. Besonders vorteilhaft ist diese Ernährungsumstellung für Menschen, die bereits ein erhöhtes Risiko für Herz-Kreislauf-Erkrankungen haben.

Her mit dem fetten Fisch

Am Anfang stand die Beobachtung, dass koronare Herzerkrankungen bei der Inuit-Bevölkerung Grönlands nur selten vorkommen. Die Ursache wurde in dem reichlichen Verzehr von fettem Fisch vermutet, der viel Omega-3-Fettsäuren enthält.

Es folgten Untersuchungen zur Wirkung dieser speziellen Fettsäuren. Das Ergebnis: Sie senken den Blutdruck, die Fettwerte im Blut und die Herzfrequenz, verringern die Neigung des Blutes, Ge-

rinnsel zu bilden, die zu Herzinfarkt und Schlaganfall führen können, hemmen Entzündungen und verbessern die Funktion der Gefäßinnenhaut.

Gute Voraussetzungen, um zu prüfen, ob Menschen bei gezielter Zufuhr dieser Nahrungsbestandteile weniger Herz-Kreislauf-Erkrankungen bekommen als diejenigen, die sich unverändert ernähren. Eine solche Überprüfung wurde auch deshalb notwendig, weil mittlerweile Kapseln mit Fischöl und solche, die nur isolierte Omega-3-Fettsäuren enthalten, mit dem Argument „Gut fürs Herz" angeboten werden. Da stellt sich natürlich die Frage, ob sich die Geldausgabe lohnt.

Die Antwort lautet: Man weiß es nicht genau. Verschiedene Studien zeigen zwar, dass Fischöl die Triglyzeridwerte im Blut senken kann. Doch dann sichtete man all die Studien gemeinsam, in denen es darum ging, ob bei Menschen, die Fischölkapseln einnehmen, Herz-Kreislauf-Ereignisse seltener vorkommen als bei anderen. Da waren die Effekte ziemlich uneinheitlich. Ein eindeutiger Trend pro oder kontra Omega-3-Fettsäuren war nicht zu erkennen. Dass Omega-3-Fettsäuren Herz-Kreislauf-Erkrankungen vorbeugen

BILD 1 Pflanzenöle, zum Beispiel Oliven- oder
Rapsöl, gehören zur gesunden Ernährung
BILD 2 Fetter Fisch ist gut fürs Herz

können, ist nicht nachgewiesen. Das spricht allerdings nicht dagegen, sich beim Fischhändler mit Makrele, Lachs, Sardelle, Hering, Thunfisch und ähnlich fetten Fischen einzudecken. Menschen mit erhöhten Triglyzeridwerten brauchen mindestens 2 bis 4 Gramm Omega-3-Fettsäuren täglich. Diese Menge lässt sich bereits mit zwei Fischmahlzeiten pro Woche erreichen, wobei die Fische gekocht, geräuchert, gebeizt oder roh genossen werden können. Vor allem diejenigen, die einen Herzinfarkt überstanden haben, sollten zugreifen. Für sie ist der Nutzen eines erhöhten Fischkonsums gesichert. Die

OMEGA-3-FETTSÄUREN: WO SIND SIE DRIN?

Für gesunde Erwachsene wird eine Tagesmenge von mindestens 250 Milligramm empfohlen. In 100 Gramm essbarem Anteil sind enthalten:

Schillerlocken	3311 Milligramm
Thunfisch	2082 Milligramm
Makrele	1898 Milligramm
Lachs	1860 Milligramm
Hering	677 Milligramm
Aal, geräuchert	662 Milligramm
Forelle	496 Milligramm
Huhn	460 Milligramm
Butter	10 Milligramm

anderen machen mit reichlich Fisch zumindest nichts falsch.

Nüsse: wie die Eichhörnchen

Schlankmacher sind Nüsse nicht gerade, denn sie enthalten viel Fett. Aber es ist „gutes" Fett, da es vornehmlich aus ungesättigten Fettsäuren besteht. Vor allem Walnüsse stechen hervor, da der Körper ihre Fettsäuren zu Omega-3-Fettsäuren umbauen kann. Damit können Walnüsse für diejenigen eine Alternative sein, die sich mit Fisch nicht anfreunden können.

Bei einer Ernährung, die gezielt mit Walnüssen angereichert wird, verringert sich der Anteil an „schlechtem" Cholesterin eindrucksvoll. Ob das aber letztlich dazu führt, dass das Risiko für Herz-Kreislauf-Erkrankungen abnimmt, können erst Studien zeigen, die über sehr viel längere Zeit laufen. Besonders der hohe Kaloriengehalt könnte den Nutzen von Walnüssen wieder zunichtemachen. Denn wenn das häufige Knabbern von Walnüssen dazu führt, dass der Zeiger der Waage nach oben schnellt, wirkt sich der Risikofaktor Gewicht stärker aus. Einstweilen lautet die Empfehlung daher: Walnüsse ja, aber anstelle anderer Fette und nur so viel, dass die Tageskalorienmenge nicht ansteigt.

Rotwein: genießen, nicht kippen

Am Rotwein soll es liegen. Der muss herhalten, um das französische Paradox zu erklären. Paradox ist, dass die Ernährung der Franzosen recht viel gesättigte Fettsäuren enthält, die für Arteriosklerose und

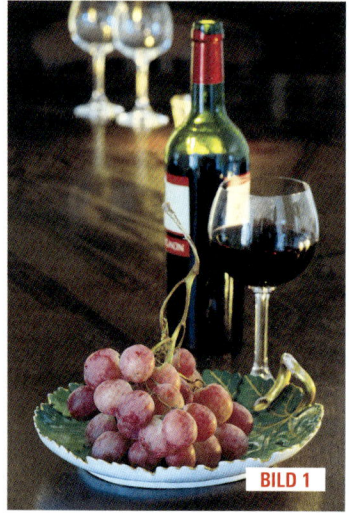

BILD 1

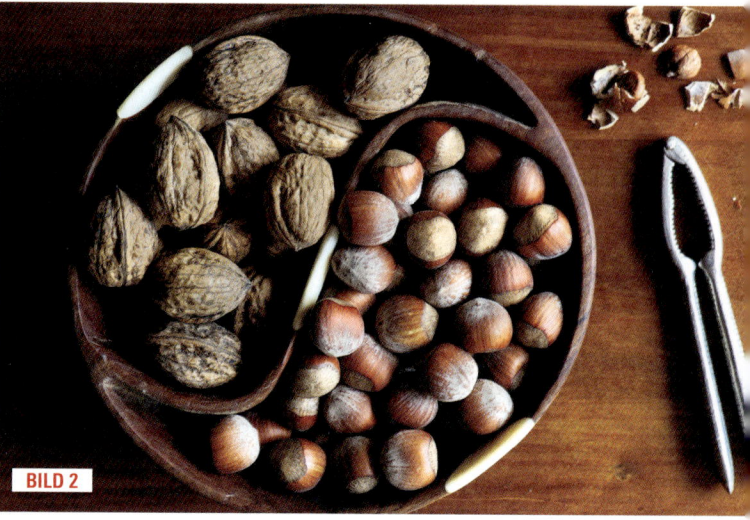

BILD 2

andere Gefäßschäden mitverantwortlich gemacht werden, sie aber erstaunlich wenig Herz- und Gefäßkrankheiten aufweisen. Warum Rotwein zum Erhalt der Gesundheit beiträgt, ist immer noch nicht klar. Auf zwei Komponenten richtet sich der Blick: auf den Alkohol und auf die breite Palette von Inhaltsstoffen mit antioxidativen Eigenschaften. Das sind jene Substanzen, die in den Zellen aggressive Sauerstoffverbindungen, die für allerlei Schäden verantwortlich gemacht werden, neutralisieren können.

Einer dieser antioxidativen Weininhaltsstoffe ist Resveratrol. Es findet sich vor allem in der Traubenschale. Eine andere Gruppe sind die Anthocyane. Sie sind nicht nur in den Schalen, sondern in der gesamten Traube enthalten. Es scheint, dass diese beiden Inhaltsstoffe wesentlich zur herzschützenden Wirkung beitragen.

In vielen Experimenten wurde nach der Ursache für diese Wirkung gesucht. Wein und Traubensaft verbessern die Fließeigenschaften des Blutes, indem sie die Fähigkeit der Blutplättchen, sich zusammenzuballen, verringern. Sie erweitern die kleinen Blutgefäße, verbessern die Zusammensetzung der Fette im Blut und

verringern deren Verwandlung in Produkte, die Arteriosklerose befördern.

Diese Einzeleffekte sind aber kein Nachweis dafür, dass Rotweintrinker tatsächlich seltener Herz- und Gefäßerkrankungen bekommen. Dafür müssten Studien gemacht werden, in denen der Gesundheitszustand von Menschen, die Rotwein oder roten Traubensaft trinken oder isoliertes Resveratrol einnehmen, mit dem von Personen verglichen wird, die das nicht tun. Bis solche Untersuchungen vorliegen und die Wirksamkeit sicher belegen, muss man sich mit dem Ergebnis von Statistiken begnügen. Bei mediterraner Kost treten Herz-Kreislauf-Erkrankungen vergleichsweise seltener auf. Ob die Ursache dafür der Wein ist, lässt sich nicht festmachen.

Eine Untersuchung in Dänemark hat nicht speziell Wein, sondern allgemein den Konsum von alkoholischen Getränken in den Blick genommen. Es wurden die Trinkgewohnheiten von mehr als 50 000 Personen mit einem Durchschnittsalter von etwa 55 Jahren fast sechs Jahre lang festgehalten und dann ihre Rate an Herz-Kreislauf-Erkrankungen ermittelt. Von den Frauen hatten diejenigen das geringste

BILD 1 Ein guter Begleiter: Das Glas Rotwein zum Essen
BILD 2 Walnüsse liefern „gutes" Fett

Risiko für eine koronare Herzkrankheit, die in der Woche zwei- bis viermal Alkohol tranken und dabei zusammengerechnet mindestens 14 Gläser konsumierten. Bei den Männern kam es weniger auf die Menge an als vielmehr darauf, dass sie sie gleichmäßig über die Woche verteilten.

Was wie ein Freispruch für die Alkoholkonsumenten erscheint, hat aber einen Haken: Wer Alkohol in solcher Menge trinkt, muss damit rechnen, zwar mit gesundem Herzen, aber dennoch verfrüht zu Tode zu kommen, und zwar durch Schlaganfall, Leber- oder Krebserkrankungen oder Unfälle. Das durch Alkohol erhöhte Risiko für diese Todesursachen überschreitet den schützenden Effekt aufs Herz bei Weitem.

Wenn man alle positiven und negativen Auswirkungen des Konsums von Alkohol gegeneinander aufrechnet, muss man eine Flasche Wein schon mit mehreren leeren, um auf der sicheren Seite zu bleiben. Als risikolos werden für Männer 24 g Alkohol am Tag angesehen. Das entspricht etwa einem viertel Liter Wein oder einem halben Liter Bier. Für Frauen sollte es nur die Hälfte sein, da sie Alkohol anders verwerten als Männer. Aber auch diese Menge sollte nicht täglich konsumiert werden.

In dem Bestreben, die gesundheitlichen Effekte speziell von Rotwein zu nutzen, gleichzeitig die negativen Folgen des Alkohols zu meiden, wurden Präparate entwickelt, die entweder Rotweinextrakt oder den isolierten Inhaltsstoff Resveratrol enthalten. Beides wird jedoch kritisch beurteilt. Aussagekräftigen Belege, dass sie im Körper wie erhofft wirken, liegen nicht vor. Rotweinkapseln enthalten zudem oft noch Vitamine und Mineralstoffe. Dann ist wissenschaftlich kaum festzustellen, welche Wirkungen auf den Rotweinextrakt als solchen zurückzuführen sind.

Grüner Tee

Liebhaber von grünem Tee wird es freuen, die anderen können sich überlegen, ob sie wechseln wollen. Bei deutlich mehr als drei Tassen grünem Tee jeden Tag werden Herzinfarkt und Schlaganfall als Todesursache weniger wahrscheinlich. Zumindest bei Japanern. Denn bei ihnen wurde die Auswirkung des täglichen Teekonsums auf den Gesundheitszustand untersucht. Wer jedoch raucht oder das längere Zeit getan hat, braucht sich wohl keine Hoffnung auf ein langes Leben durch grünen Tee zu machen. Ob sich allerdings die Ergebnisse, die an Japanern erzielt wurden, so ohne Weiteres auf Europäer übertragen lassen, ist fraglich. Zwischen den beiden Bevölkerungsgruppen bestehen erhebliche genetische Unterschiede und sowohl ihre Ernährung als auch ihre Lebensweise unterscheiden sich deutlich. Daher kann nicht ausgeschlossen werden, dass eine entsprechende Studie bei Europäern zu einem anderen Ergebnis führen würde.

Beim Einkauf von grünem Tee ist zu berücksichtigen, dass er mit Pestiziden und anderen Schadstoffen belastet sein kann. Empfehlenswert ist daher Tee aus kontrolliert biologischem Anbau.

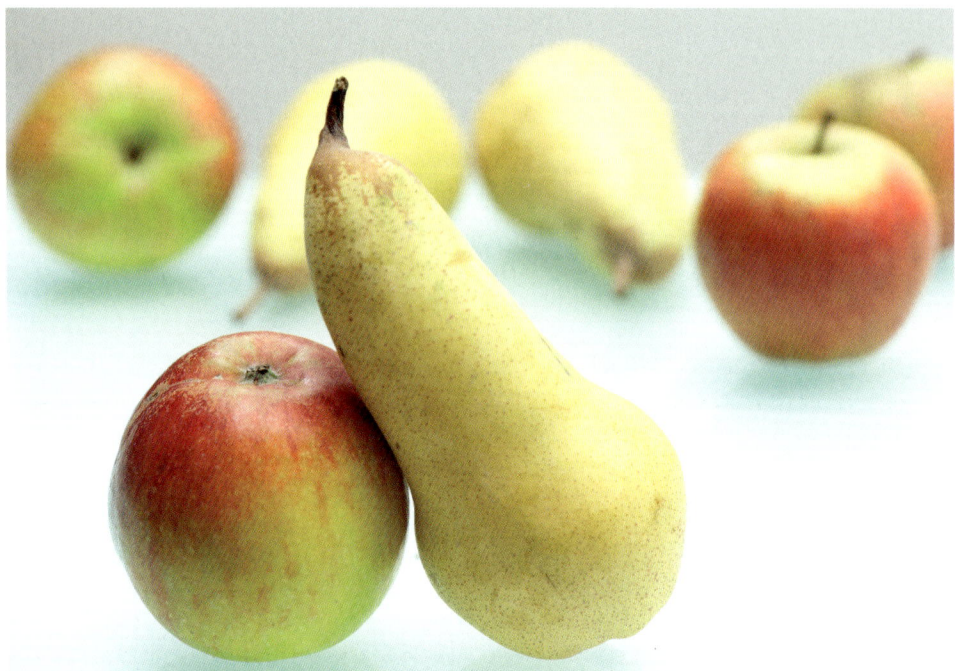

FIGUR: LIEBER BIRNE ALS APFEL

Ein weiteres Anzeichen für das Risiko für Herz-Kreislauf-Erkrankungen und Diabetes lässt sich mit einem Blick abschätzen. Hat die Figur eher die Form eines Apfels oder die einer Birne? Beim „Apfel-Typ", der vor allem bei Männern zu finden ist, sammeln sich die Fettdepots besonders am Bauch, beim eher weiblichen „Birnen-Typ" mehr an Hüften und Oberschenkeln. Menschen mit einer apfelbetonten Figur haben ein größeres Risiko für Stoffwechsel- und Herz-Kreislauf-Erkrankungen als solche mit birnenförmiger Figur.

Wer es genauer wissen will, nimmt ein Maßband zu Hilfe und bestimmt seinen Taillenumfang etwa in Höhe des Nabels. Das Risiko für Stoffwechselerkrankungen, speziell das für Typ 2 Diabetes, und das für chronische Erkrankungen der Gefäße und des Herzens steigt, je größer der Umfang ist.

Bei Männern ist das Risiko erhöht, wenn der Taillenumfang mehr als 94 Zentimeter beträgt, bei Frauen, wenn er über 80 Zentimetern liegt. Von einem deutlich erhöhten Risiko spricht man bei Männern bei einem Taillenumfang von mehr als 102 Zentimetern, bei Frauen bei mehr als 88 Zentimetern.

Dass sich die Polster einer bestimmten Körperregion auf die Gesundheit anders auswirken als die an anderer Stelle, liegt an der Art des Fettgewebes. Anders als bisher angenommen, ist es kein ruhender Speicher. Vor allem die Fettzellen im Bauchraum sind sehr aktiv und greifen stark in den Stoffwechsel ein.

Nun kann zwar niemand beeinflussen, an welchem Ort des Körpers sich Überschüsse ablagern. Wer aber darauf achtet, dass sein Gewicht im Rahmen bleibt, braucht das Maßband nicht zu fürchten.

BILD Es ist nicht egal, wo das Fett sitzt

B-VITAMINE

Folsäure, eine Verbindung, die den B-Vitaminen zugerechnet wird, hat in den vergangenen Jahrzehnten eine rasante Karriere gemacht. Frauen wird Folsäure empfohlen, bevor sie schwanger werden und in den ersten Monaten der Schwangerschaft, weil sie damit Fehlbildungen der Wirbelsäule beim ungeborenen Kind vorbeugen können. Auch bei bestimmten Formen von Blutarmut ist die Einnahme von Folsäure notwendig. Darüber hinaus wird älteren Menschen die Einnahme von Folsäure, gern kombiniert mit Vitamin B_{12}, empfohlen, um Arteriosklerose und deren Folgeerkrankungen zu verhindern. Sowohl Vitamin B_{12} als auch Folsäure greifen in die Bildung der Aminosäure Homozystein ein, die wiederum mit der Entstehung von Arteriosklerose in Verbindung gebracht wird. Viel Homozystein im Blut lässt auf eine verstärkte Gefäßverkalkung schließen. Also hofft man, mit der Einnahme von Folsäure und anderen B-Vitaminen den Homozysteingehalt im Blut zu senken und so der Arteriosklerose Einhalt zu gebieten. Und tatsächlich sinkt die Blutkonzentration an Homozystein bei Menschen, die Folsäure und andere B-Vitamine einnehmen. Nur das eigentliche Ziel, nämlich die Entstehung von Herz- und Gefäßkrankheiten zu verhindern, lässt sich damit nicht erreichen. Das gilt sowohl für diejenigen, die noch gar keine Herz- und Gefäßprobleme haben als auch die, bei denen der Arzt schon etwas festgestellt

hat und die nun Schlimmerem vorbeugen wollen. Dieses ernüchternde Ergebnis ist im Juli 2010 durch die bisher größte Studie zur Frage einer vorbeugenden Wirkung von Folsäure plus Vitamin B_{12} noch einmal bestätigt worden. Mehr als 12 000 Menschen, die vor mehr als drei Monaten einen Herzinfarkt erlitten hatten, nahmen die Vitamine ein. Die Homozysteinspiegel sanken zwar, doch nach knapp sieben Jahren war die Zahl der schweren Herz-Kreislauf-Ereignisse nicht geringer als bei den Personen, die die Vitamine nicht eingenommen hatten.

Außerdem hat eine internationale Gruppe von Wissenschaftlern die verfügbaren Studien für eine vorbeugende Wirkung von B-Vitaminen auf Herzinfarkt, Schlaganfall und andere Herz-Kreislauf-Ereignisse zusammenfassend ausgewertet. Sie überblickten dabei die Ergebnisse der Behandlung von fast 25 000 Personen. Das Resultat ist immer das Gleiche: Weder eines der B-Vitamine allein noch ihre Kombination ist geeignet, um schweren Herz-Kreislauf-Ereignissen vorzubeugen.

Auch von der Hoffnung, Folsäure könnte eventuell etwas zur Vorbeugung eines Schlaganfalls beitragen, musste man sich verabschieden – auch wenn sie länger als drei Jahre eingenommen wird.

Eine Übersichtsarbeit über acht große Studien, in denen insgesamt fast 37 500 Personen mit erhöhtem Risiko für Herz-Kreislauf-Erkrankungen fünf Jahre lang

Folsäure eingenommen hatten, erbrachte keinen nennenswerten Erfolg. Weder sank die Rate an Herzerkrankungen, noch die an Schlaganfällen und es starben auch nicht weniger Menschen an Krebserkrankungen.

FOLSÄURE: WO IST SIE DRIN?

Für gesunde Erwachsene wird eine Tagesmenge von 400 Mikrogramm Folsäure empfohlen. 100 Gramm essbarer Anteil enthält:

Rinderleber	592 Mikrogramm
Kalbsleber	240 Mikrogramm
Grün-/Braunkohl	187 Mikrogramm
Erdnüsse	169 Mikrogramm
Sojasprossen, -keime	160 Mikrogramm
Erbsen, grün	159 Mikrogramm
Spinat	145 Mikrogramm
Feldsalat	145 Mikrogramm
Roggen, ganzes Korn	143 Mikrogramm
Brokkoli	114 Mikrogramm
Endivie	109 Mikrogramm
Porree	103 Mikrogramm
Rosenkohl	101 Mikrogramm
Fenchel	100 Mikrogramm
Knäckebrot	88 Mikrogramm
Walnüsse	77 Mikrogramm

Dem steht jedoch eine andere Beobachtung entgegen. Menschen mit koronarer Herzkrankheit scheinen häufiger Lungenkrebs zu bekommen und eher zu sterben, wenn sie Tabletten mit Folsäure und Vitamin B_{12} einnehmen, insbesondere wenn sie rauchen.

Die ganze Problematik vermeidet, wer sich folsäurereich ernährt, statt das Vitamin einer Pillenschachtel zu entnehmen (siehe Kasten Folsäure: Wo ist sie drin?). Als Inhaltsstoff eines Naturprodukts ist sie in eine Unmenge von Begleitstoffen eingebunden und kann nicht überdosiert werden. Negative Effekte sind nicht zu erwarten.

VITAMIN B_{12}: WO IST ES DRIN?

Für gesunde Erwachsene wird eine Tagesmenge von 3 Mikrogramm Vitamin B_{12} empfohlen. 100 Gramm essbarer Anteil enthält:

Rinderleber	65,0 Mikrogramm
Hering	11,0 Mikrogramm
Makrele	9,0 Mikrogramm
Thunfisch	4,3 Mikrogramm
Leberpastete	3,2 Mikrogramm
Emmentaler Käse	3,1 Mikrogramm
Lachs	2,9 Mikrogramm
Rindfleisch	2,0 Mikrogramm
Ei	1,9 Mikrogramm

VITAMIN C, VITAMIN E

Viele Menschen nehmen jahrelang Vitaminpräparate ein und hoffen, sich damit unter anderem vor Herz- und Gefäßerkrankungen zu schützen. Zumindest was die Effekte der beiden Vitamine C und E angeht, ist das jedoch eine unnütze Geldausgabe.

Für eine US-amerikanische Studie haben fast 15 000 über 50-jährige Männer acht Jahre lang entweder Vitamin C oder Vitamin E oder ein Scheinmittel eingenommen. Das Ziel war, herauszufinden, ob sich die Vitamineinnahme auf die Häufigkeit von Herz- und Gefäßerkrankungen und die Sterblichkeitsrate auswirkt. Die Antwort ist Nein. Es gab nicht weniger Herzinfarkte, nicht weniger Schlaganfälle, nicht weniger Todesfälle durch Herz-Kreislauf-Erkrankungen. Einen Unterschied gab es aber doch: Bei denjenigen, die 400 I. E.

Vitamin E eingenommen hatten, traten mehr blutige Schlaganfälle auf. Als „blutig" bezeichnet man Schlaganfälle, bei denen ein Gehirnareal dadurch geschädigt wird, dass aus einem Gefäß Blut austritt. Viel häufiger sind aber Schlaganfälle, bei denen die Schädigung auf einem verschlossenen Blutgefäß beruht, sodass der Bereich nicht mehr mit Blut versorgt wird (ischämischer Infarkt).

Einer der Forscher fasste die Studienlage über Vitamin E so zusammen: Es hilft nicht, vielleicht schadet es, also sparen Sie sich die Geldausgabe.

Welche Lebensmittel besonders reich an Vitamin C sind, finden Sie unter „Vitamin C: Wo ist es drin?" auf Seite 102. Welche besonders reich an Vitamin E sind, steht unter „Vitamin E: Wo ist es drin?" auf Seite 102.

VIELFACHPILLE

2003 mischte eine Idee die Fachwelt auf: Man kombiniere ein Statin (ein Medikament, das in den Fettstoffwechsel eingreift), mehrere niedrig dosierte Blutdruckmittel, Azetylsalizylsäure und Folsäure in einer Tablette und lasse alle Menschen über 55 Jahren davon täglich vorbeugend eine einnehmen. In dieser Tablette wären dann alle Substanzen vereint, die zur Vorbeugung von schweren

Herz-Kreislauf-Erkrankungen vielleicht eine Rolle spielen. Rechenmodellen zufolge könnte die Rate an Herz-Kreislauf-Ereignissen und Schlaganfällen dadurch um mehr als 80 Prozent fallen.

Der Vorteil dieser Polypill gegenüber der Einnahme von Einzelpräparaten scheint auf der Hand zu liegen: Eine Pille wird verlässlicher eingenommen als mehrere und ein solches Produkt kann preis-

werter sein als mehrere mit den Einzel-
wirkstoffen.

Doch diesem Konzept stehen nahezu
unüberwindbare Probleme gegenüber.
Welche der vielen möglichen Substanzen
sollen hinein in die eine Pille? Und in welcher Menge? Bei T-Shirts mag „Eine Größe für alle" angehen, aber bei Medikamenten? Eine Therapie wird doch deshalb
individuell durchgeführt, weil eben nicht
alle alles gleich gut vertragen, weil nicht

alle die gleichen gesundheitlichen Voraussetzungen mitbringen. Außerdem weiß
man nicht, ob einer der Inhaltsstoffe nicht
die Wirksamkeit eines anderen beeinträchtigt. Eine Untersuchung deckte bereits auf, dass der Fettstoffsenker in Gegenwart der anderen Wirkstoffe nicht
den erwarteten Effekt hatte.

Bisher sind die Fragen nach Wirksamkeit und Verträglichkeit einer solchen
Polypill jedenfalls ungeklärt.

HOHER BLUTDRUCK

„139 zu 89." Wenn das Ergebnis der Blut-
druckmessung so lautet oder darunter
liegt, sind Sie auf der sicheren Seite –
vorausgesetzt, Sie sind als Mann jünger
als 55 oder als Frau jünger als 65 Jahre,
rauchen nicht, haben keine erhöhten Blutfettwerte, Ihr Bauchumfang liegt unter
102 Zentimetern, wenn Sie ein Mann sind,
und unter 88 Zentimetern, wenn Sie eine
Frau sind, und in Ihrer Familie ist niemand
jung an einer Herz-Kreislauf-Erkrankung
gestorben. Menschen mit solchen Blut-
druckwerten und ohne die genannten
Risikofaktoren bekommen so wahrscheinlich eine Herz-Kreislauf-Erkrankung, wie
es dem Durchschnitt in den industrialisier-
ten Ländern entspricht.

Liegt der Blutdruck jedoch oberhalb
von „140 zu 90", muss er gesenkt werden, denn hoher Blutdruck ist ein bedeu-
tender Risikofaktor für die häufigsten

Krankheiten von Herz und Blutgefäßen:
koronare Herzkrankheit, Herzschwäche,
Herzinfarkt und Schlaganfall.

Dass man trotz Hochdruckerkrankung
alt werden kann, ist meistens das Ergebnis einer erfolgreichen Behandlungsstrate-
gie. Kaum eine andere chronische Erkrankung lässt sich so effektiv beeinflussen
wie hoher Blutdruck. Am Beispiel Schlaganfall lässt sich das eindrucksvoll zeigen:
Durch eine wirksame Blutdrucksenkung
lässt sich das Risiko für einen Schlaganfall
innerhalb von fünf Jahren um etwa 40
Prozent verringern. Eine derart große und
sichere Erfolgsrate können in der Medizin
nur wenige Therapien aufweisen.

Die ersten Behandlungsmaßnahmen
sind die oben Beschriebenen, die ohne
Medikamente auskommen: Bewegung,
gesunde Ernährung, kein Übergewicht,
nicht rauchen, Alkohol nur in geringem

Maß. Bleibt der Blutdruck dennoch anhaltend auf Werten über 140/90 mmHg – bei Menschen mit einem oder mehreren der genannten Risikofaktoren oder mit Erkrankungen wie Diabetes oder eingeschränkter Nierenfunktion über 130/85 mmHg –, sind Medikamente notwendig. Welche der acht verschiedenen Arten von Blutdrucksenkern geeignet sind, richtet sich nach der Höhe des Blutdrucks, dem Alter und den Begleiterkrankungen.

Nähere Informationen zur Behandlung von hohem Blutdruck finden Sie im „Ratgeber Bluthochdruck", im „Handbuch Medikamente" der Stiftung Warentest oder unter www.medikamente-im-test.de.

Kochsalz

Menschen mit Bluthochdruck hören immer wieder: Nicht so viel Salz! Wer sich so ernährt, wie es der Durchschnitt in Deutschland tut, nimmt jeden Tag etwa zwischen 8 und 12 Gramm Kochsalz auf. Mehr als zwei Drittel davon kommen allerdings nicht aus dem Salzfass in der Küche, sondern aus industriell hergestellten

Lebensmitteln: Brot, Wurst, Käse, Konserven, Fertiggerichte, Würzsoßen, Senf, Ketchup, Knabbergebäck und vieles andere mehr.

Der Grund für den Rat „weniger Salz": Kochsalz bindet im Körper Wasser, und viel Flüssigkeit im Kreislauf lasst den Blutdruck ansteigen. Die Tagesmenge um etwa 5 Gramm zu verringern, lässt bei Menschen mit hohem Blutdruck den ersten Blutdruckwert durchschnittlich um 5 mmHg, den zweiten um etwa 3 mmHg sinken. Bei Personen mit normalem Blutdruck fällt die Drucksenkung geringer aus.

Für die meisten Menschen mit hohem Blutdruck bedeutet das, dass sie den Salzkonsum in etwa halbieren sollten. Das gelingt am ehesten, indem mehr selbst gekocht und weniger fertig Zubereitetes verzehrt wird. Auch der Salzstreuer auf dem Tisch ist entbehrlich.

Und wem zu Beginn der Umstellung das schwach Gesalzene lasch erscheint, dem sei Geduld empfohlen. Nach einiger Zeit salzarmer Kost stellen sich die Geschmacksnerven um.

GESTÖRTER FETTSTOFFWECHSEL

Bloß nicht so viel Cholesterin! Sonst gibt es eine Arterienverkalkung und dann schwächelt das Herz und der Kopf macht nicht mehr mit. Verkalkt eben, starr.

So ganz falsch ist das nicht, was bei den meisten von der jahrelang landesweit

geführten Diskussion um die Blutfette hängen geblieben ist.

Doch Blutfette sind mehr als nur Cholesterin, aus dem der Körper Hormone und Gallensäuren herstellt und von dem er Überschüsse in den Blutgefäßen ab-

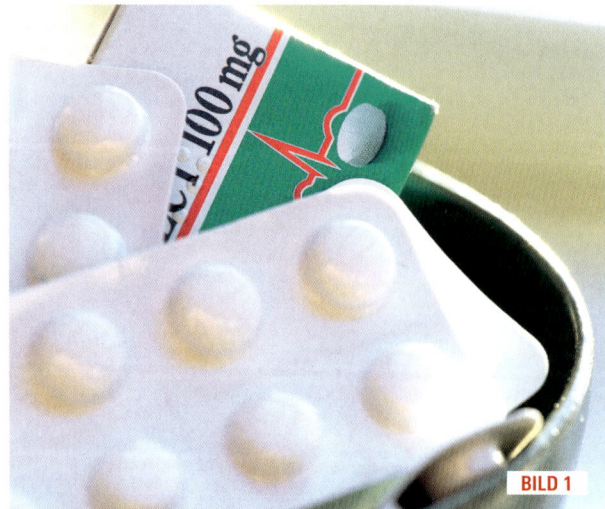

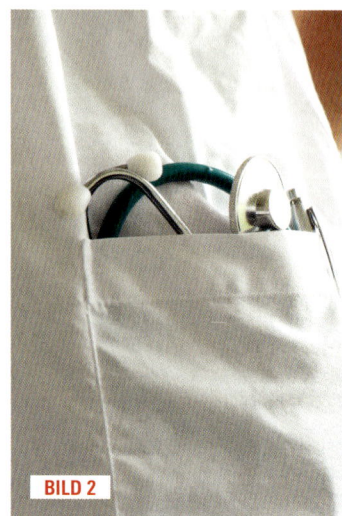

BILD 1   BILD 2

lagert. Es sind auch die Triglyzeride, die dem Körper als Energiespeicher dienen. Und es sind die Untergruppen des Cholesterins, das „gute" HDL und das „schlechte" LDL. Schlecht im Sinne von arteriosklerosefördernd und gut im gegenteiligen Sinn. Arteriosklerose bildet sich in allen Schlagadern, aber vor allem in den Blutgefäßen, die das Herz versorgen, und in denen, die zum Gehirn führen.

Ob die Blutfette ansteigen, hängt offenbar sehr davon ab, welches Fett mit der Nahrung aufgenommen wird und wie hoch der Anteil an gesättigten Fettsäuren dabei ist. Daher immer wieder der Verweis auf gesunde Ernährung.

Die Grenze, ab der man davon ausgeht, dass sich das Risiko für Arteriosklerose und Herz-Kreislauf-Erkrankungen erhöht, ist individuell ganz unterschiedlich. Sie richtet sich nach Alter, Geschlecht, Blutdruck, ob geraucht wird und ob ein Diabetes vorliegt.

Die ersten Behandlungsmaßnahmen kommen ohne Medikamente aus: Ernährung und Bewegung wie oben beschriebenen. Medikamente werden notwendig, wenn die Gesamtheit der Gesundheitsbedingungen in Richtung erhöhtes Risiko

weist. Ob das der Fall ist, lässt sich mit dem Risikorechner (siehe Seite 55) abklären. Gibt dieser das Risiko für das Auftreten eines Herzinfarkts oder Schlaganfalls mit 2 Prozent pro Jahr an oder mit 20 Prozent innerhalb der nächsten zehn Jahre, ist eine medikamentöse Behandlung sinnvoll. Hier stehen an erster Stelle die Statine.

Legt man die Verordnungszahlen zulasten der gesetzlichen Krankenkasse zugrunde, nahmen im Jahr 2009 3,8 Millionen Menschen in Deutschland Statine ein. Diese Medikamente heißen so, weil der Name aller Substanzen dieser Arzneimittelgruppe auf „statin" endet, zum Beispiel Simvastatin.

Statine können die Menge der gesamten Fettstoffe im Blut senken und die Verteilung der einzelnen Fettstoffanteile (HDL und LDL) so verändern, dass der Anteil der „guten" zu- und der Anteil der „schlechten" abnimmt. Möglicherweise beeinflussen Statine den Verlauf von Herz-Kreislauf-Erkrankungen auch noch auf andere Weise günstig. Für vier Wirkstoffe dieser Gruppe, nämlich Atorvastatin, Lovastatin, Pravastatin und Simvastatin, ist nicht nur der Einfluss auf die Blutfette

BILD 1 Die tägliche Pille zur Herzinfarktvorbeugung
BILD 2 Beschwerden mit dem Arzt abklären

nachgewiesen, sondern zusätzlich ein noch entscheidenderer Nachweis gelungen: Sie können die Häufigkeit von Herzinfarkten senken und die Sterberate verringern.

Der Nutzen der Statine ist gesichert. Ihre Nebenwirkungen betreffen vor allem die Muskeln. Sehr selten können sie eine gefährliche Erkrankung auslösen, bei der die Muskelzellen zerfallen. Häufiger führen sie aber zu einer Muskelerkrankung, die sich in Form von Muskelschwäche und Muskelschmerzen äußert. Diese ist zwar ungefährlich, muss aber von der gefährlichen Form abgegrenzt werden.

Davon abgesehen können die Muskelschwäche und -schmerzen für Menschen problematisch werden, die körperlich aktiv sein und damit auch etwas gegen ihre Krankheitsrisiken tun wollen. Sie müssen eventuell mit anderen Fettsenkern behandelt werden. Nähere Informationen zur Behandlung von Fettstoffwechselstörungen finden Sie im „Handbuch Medikamente" oder unter www.medikamente-im-test.de.

ARTERIOSKLEROSE

Anfänglich ist von einer Arterienverkalkung, medizinisch Arteriosklerose, nichts zu spüren. Erst wenn sich an der Innenwand der Blutgefäße so viel Kalk, Fett und Blutzellen abgelagert haben, dass vom Innenraum der Gefäße nur noch die Hälfte bis ein Drittel für den Bluttransport zur Verfügung steht, tauchen Symptome auf.

Sind die Herzkranzgefäße verengt, leidet in der Folge das Herz unter Sauerstoffmangel. Es ist eine koronare Herzkrankheit entstanden. Haben sich in den Schlagadern im Hals Engstellen ergeben, verringert sich die Sauerstoffversorgung des Gehirns.

Wenn Teile der Ablagerungen in den Blutgefäßen aufbrechen, können sie als Thrombosen die Gefäße an dieser Stelle verschließen. Werden diese Blutgerinnsel mit dem Blut fortgetragen (Embolie), können weiter „stromabwärts" Gefäße komplett zugehen. Dann kommt es zu so schwerwiegenden Ereignissen wie einem Herzinfarkt oder Schlaganfall.

Man kann sich zwar bemühen, mit Medikamenten die drohenden Folgen einer Arteriosklerose abzuwenden, viel besser wäre es allerdings, es gar nicht erst zu einer bedrohlichen Arteriosklerose kommen zu lassen. Hierfür eignen sich die ab Seite 56 unter Herz und Kreislauf aufgeführten Maßnahmen.

Azetylsalizylsäure

Den Wirkstoff, den viele Menschen gegen Kopfschmerzen in ihrer Hausapotheke haben, nehmen andere ein, um Herzinfarkt und Schlaganfall vorzubeugen: Azetylsali-

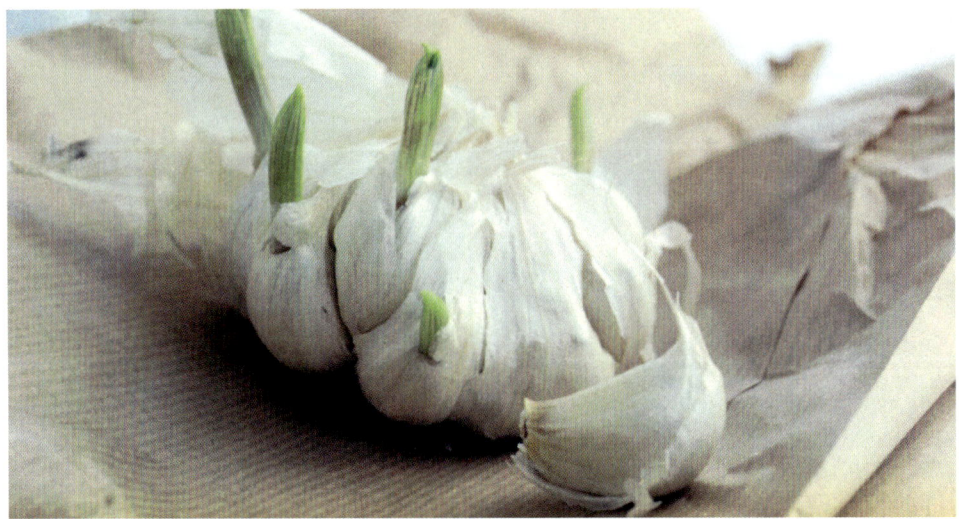

zylsäure, abgekürzt ASS, weltweit bekannt unter dem Handelsnamen Aspirin®.

Gesichert ist: Wer schon einmal einen Herzinfarkt oder Schlaganfall gehabt hat, dem kann Azetylsalizylsäure helfen, dass sich so ein Ereignis nicht wiederholt. Denjenigen, deren Blutgefäße mit einem Ballonkatheter aufgedehnt wurden oder die eine Bypassoperation hatten, hilft Azetylsalizylsäure, die Gefäße offen zu halten.

Diese Wirkung beruht darauf, dass die Blutplättchen, die an der Blutgerinnung beteiligt sind, durch Azetylsalizylsäure schlechter aneinander haften und weniger mit Ablagerungen an den Wänden der Blutgefäße verkleben. Auf diese Weise wirkt das Medikament einer Gerinnselbildung entgegen.

Möglicherweise gibt es beim Einsatz von Azetylsalizylsäure aber Wirksamkeitsunterschiede zwischen Männern und Frauen. Studien zeigen, dass bei Frauen, die Azetylsalizylsäure einnehmen, vornehmlich weniger Schlaganfälle auftreten, bei Männern verringert sich eher die Zahl der Herzinfarkte.

Ob die Einnahme von Azetylsalizylsäure jedoch hilft, dem ersten Herzinfarkt oder Schlaganfall vorzubeugen, ist nicht eindeutig erwiesen. Bei Personen mit hohem Blutdruck oder Diabetes mag der Wirkstoff nützlich sein. Bei ihnen ist die Gefahr eines Herzinfarkts oder Schlaganfalls größer als bei Gesunden. Wer jedoch als Gesunder mit geringem Herzinfarkt- oder Schlaganfallrisiko überlegt, ob er Azetylsalizylsäure einnehmen soll, darf die unerwünschten Wirkungen nicht vergessen. Allen voran ist das die erhöhte Blutungsneigung. Sie ist untrennbar mit der vorbeugenden Wirkung von Azetylsalizylsäure in den Blutgefäßen verbunden. Obwohl von Azetylsalizylsäure als Gefäßschutzmittel in der Regel nur 100 Milligramm und damit deutlich weniger als bei Schmerzen eingenommen werden, hält die gerinnungshemmende Wirkung vier bis acht Tage an, ohne dass eine weitere Tablette eingenommen werden muss.

Das ist auch deshalb zu bedenken, weil Azetylsalizylsäure – vor allem bei regelmäßiger Einnahme – die Schleimhaut von Magen und Darm schädigt und es aus diesen winzigen Verletzungen lange bluten kann. Diese Wunden können zum Ausgangspunkt für Magen- und Zwölffingerdarmgeschwüre werden. Wer dafür besonders empfindlich ist, sollte Azetylsalizylsäure nur in Kombination mit Präparaten einnehmen, die die Säureproduktion im Magen bremsen. Und wer zugleich Schmerzen oder Gelenkbeschwerden mit Medikamenten wie Diclofenac oder Ibuprofen bekämpft, hat ein deutlich erhöhtes Risiko für Schäden am Magen.

Eines funktioniert im Übrigen nicht: Jahrzehnte in Saus und Braus leben, damit die Blutgefäße schädigen und anschließend mit Azetylsalizylsäure alles wiedergutmachen. Vorhandene Ablagerungen lassen sich damit nicht beeinflussen.

Knoblauch

Aioli, Allioli, Skordalià – Soßen aus Knoblauch und Öl sind ein typischer Bestandteil der Mittelmeerküche. In vielen Kulturen wird Knoblauch schon seit Jahrtausenden als Gewürz und Medizin benutzt. Hierzulande erwartet man vor allem, dass er Arteriosklerose und damit Alternsvorgänge bremsen kann.

Die wissenschaftliche Erforschung von Knoblauch begann schon früh. Die Ergebnisse sind bisher aber dürftig. Möglicherweise kann Knoblauch den Cholesteringehalt des Blutes geringfügig senken und die Klebrigkeit der Blutplättchen, die an der Blutgerinnung beteiligt sind, verringern. Ob er aber tatsächlich das Fortschreiten einer Arteriosklerose bremsen kann, ist offen.

Darüber hinaus ist nicht klar, ob die erhofften Wirkungen eher mit Präparaten aus getrocknetem Knoblauchpulver oder mit einem öligen Auszug zu erzielen sind. Beide Versionen werden in Kapselform angeboten. Die meisten klinischen Studien wurden mit Präparaten durchgeführt, die getrocknetes Knoblauchpulver enthalten, das auf Alliin, einen der Hauptwirkstoffe, normiert ist.

Sicher ist hingegen, dass geruchsfreie Produkte keine nennenswerte medizinische Wirkung aufweisen, da sich bei ihrer Herstellung alle reaktionsfähigen Inhaltsstoffe in unwirksame Abbauprodukte verwandeln. Wer also Knoblauch essen oder in Kapseln schlucken will, muss in Kauf nehmen, dass er danach riecht.

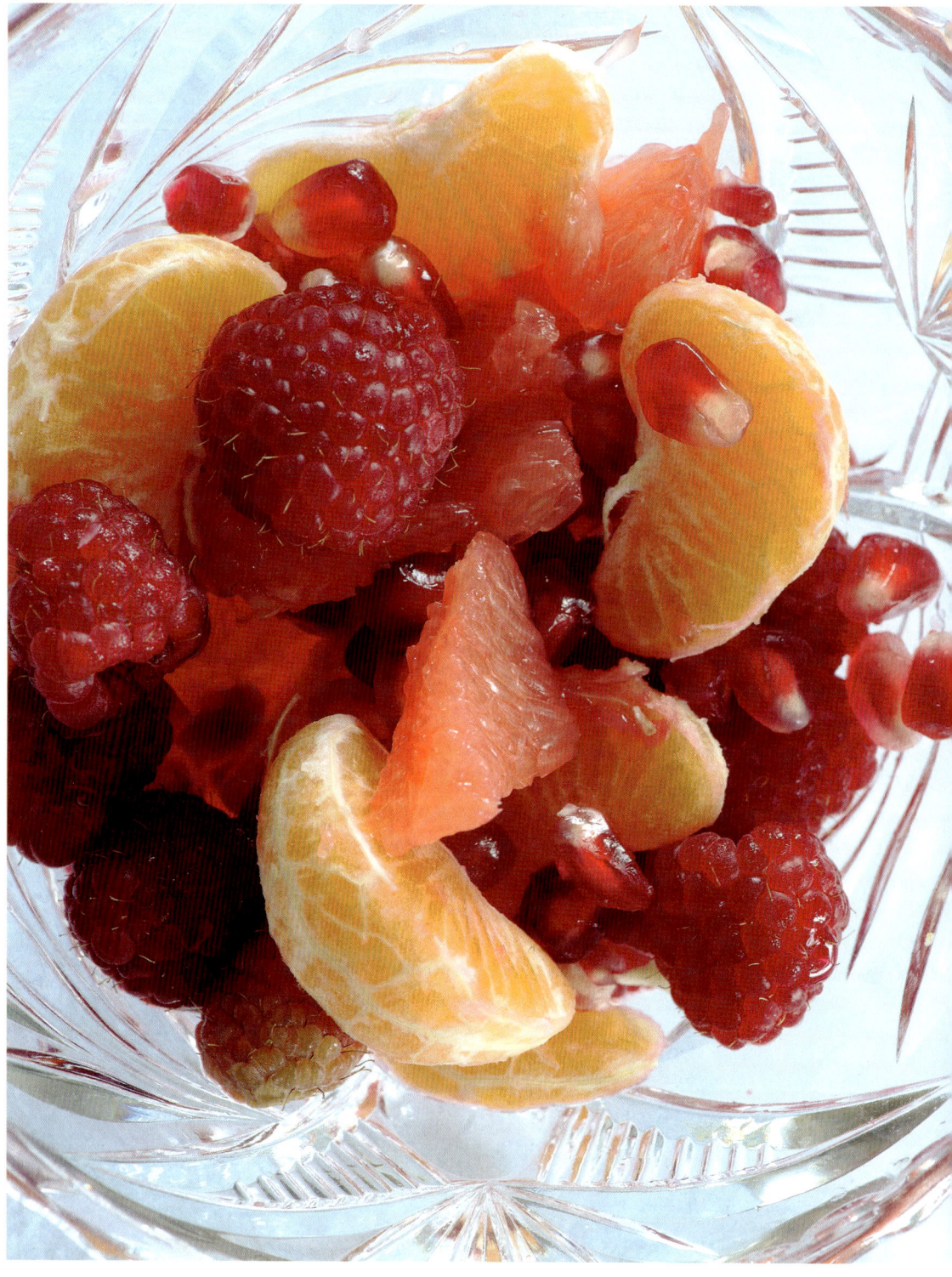

DIABETES MELLITUS

„Sie sind ein süßes Mädchen." So lautete vor 50 Jahren die Diagnose des Arztes, nachdem er bei einer 55-jährigen Frau Typ 2 Diabetes festgestellt hatte. Seine Therapie: „Nicht so viel Zucker und Kuchen." Die Frau starb Jahre später an Herz- und Nierenversagen. Vorher hatte man ihr einen Unterschenkel amputiert. Sehen konnte sie schon lange kaum noch etwas.

AM BESTEN: DEN ANLAGEN ENTGEGENWIRKEN

Wer in seiner Familie auf derart drastische Weise die Spätfolgen von Diabetes erlebt hat, bekommt eine Ahnung, wie wichtig die richtige Behandlung ist. Es stellt sich aber auch die Frage, was man tun kann, um gar nicht erst zuckerkrank zu werden. Mitte des vergangenen Jahrhunderts waren die Zusammenhänge über die Entstehung von Altersdiabetes, wie er früher hieß, höchstens bruchstückhaft bekannt und dann auch nur in Fachkreisen. Heute sind die Informationen, wie sich ihm wirksam vorbeugen lässt, allen zugänglich. Nur richten sich viele offenbar nicht danach.

Die Saat für eine Diabeteserkrankung wird schon früh gelegt. An der genetischen Anlage dafür ist nichts zu ändern. Doch was daraus wird, bestimmt jeder durch seinen Lebensstil weitgehend selbst. Zwei Faktoren legen den Grundstein für Typ 2 Diabetes: Übergewicht und wenig regelmäßige körperliche Anstrengung. Wobei die Polster, die sich um die Taille legen, für die Entstehung von Diabetes besonders ins Gewicht fallen (siehe „Figur: Lieber Birne als Apfel", Seite 62). Nach Jahren sorglosen Lebens steigen irgendwann in der Regel der Blutdruck und die Fettwerte im Blut an; Letztere sind meist nicht nur zu hoch, sondern zudem ungünstig zusammengesetzt. Diese Konstellation nennen Mediziner metabolisches Syndrom. Manche benennen eher die Ursachen dieser Veränderungen und fassen sie unter dem Begriff Wohlstandssyndrom zusammen. Dieses zieht im Laufe von Jahren eine Reihe von Erkrankungen nach sich, besonders häufig Typ 2 Diabetes. Denjenigen, die einen der hier genannten Faktoren des metabolischen Syndroms aufweisen oder sogar mehrere davon, werden regelmäßige Früherkennungsuntersuchungen auf Diabetes (siehe unten) sehr ans Herz gelegt.

Bei Typ 2 Diabetes kann der Körper den Zucker, den er mit der Nahrung zugeführt bekommt, nicht mehr ordnungsgemäß verwerten. Der Grund dafür ist, dass das Hormon Insulin, das für die Zuckerverarbeitung zuständig ist, zunächst nicht mehr richtig wirken kann. Im weiteren Verlauf der Krankheit wird dann auch nicht mehr genügend Insulin produziert.

In Deutschland haben derzeit etwas mehr als 7 von 100 Personen Diabetes. Die verteilen sich aber unterschiedlich auf die verschiedenen Altersgruppen. Mit zu-

nehmendem Alter wird die Krankheit häufiger. 20 von 100 der über 70-jährigen Männer und Frauen wissen, dass sie Diabetes haben. Greift man die Frauen heraus, ist es jede Vierte der 70- bis 79-Jährigen.

Die wichtigsten Requisiten für eine erfolgreiche Diabetesvorbeugung sind bequemes Schuhwerk und ein gut sortierter Obst- und Gemüsehändler; ein Fahrrad ist hilfreich. Soll heißen: So viel körperliche Aktivität wie möglich und mit Essen und Trinken nicht mehr Kalorien zuführen als verbraucht werden. Der Nutzen dieser Lebensweise erstreckt sich nicht allein auf die Diabetesvorbeugung. Auch Herz, Blutgefäße und Gelenke profitieren davon. Im Folgenden geht es aber speziell um den Nutzen der einzelnen Maßnahmen für das Vermeiden von Diabetes.

FRÜHERKENNUNG

Festgestellt wird Diabetes, indem der Zuckergehalt im Blut gemessen wird. Das geschieht auch beim Check-up 35 + (siehe Seite 54), einer Untersuchung von Menschen, die sich gesund fühlen. Mit ihr sollen eventuell bestehende Erkrankungen oder die Tendenz dazu möglichst früh erkannt werden. Eine weitere Möglichkeit ist der Zuckerbelastungstest (oraler Glukosetoleranztest, oGTT). Mit ihm wird geprüft, wie rasch der Körper eine genau bemessene Menge Zucker aus dem Blut

entfernen kann. Er wird vor allem dann durchgeführt, wenn die anderen Messergebnisse nicht eindeutig sind.

Eine Früherkennungsuntersuchung auf Diabetes wird allen Menschen über 45 Jahre nahegelegt. Ist das Ergebnis in Ordnung, sollte sie regelmäßig im Abstand von drei Jahren wiederholt werden.

Unter bestimmten Voraussetzungen wird jedoch schon jüngeren Menschen geraten, sich testen zu lassen, und das sogar in kürzeren Abständen. Unter ande-

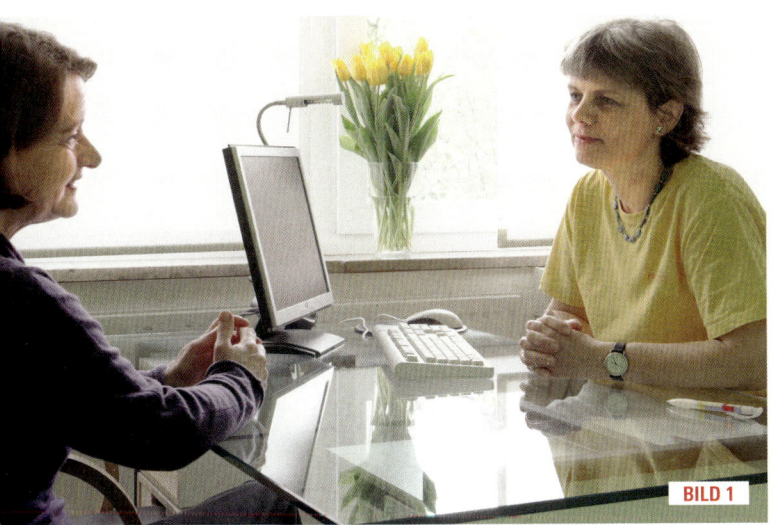

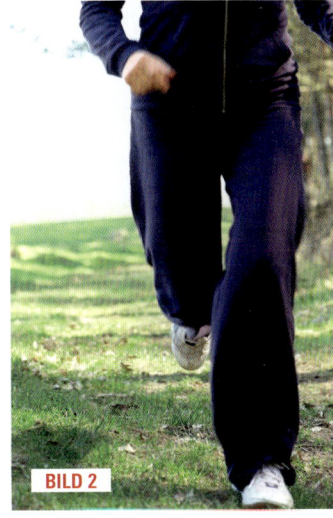

BILD 1   BILD 2

rem wird das den Menschen empfohlen, deren Eltern oder Geschwister Diabetes haben, die selbst übergewichtig sind und sich nur wenig bewegen, die hohen Blutdruck oder zu hohe Blutfettwerte haben.

Dieser Früherkennung kommt deshalb große Bedeutung zu, weil Diabetes erst relativ spät durch Beschwerden auf sich aufmerksam macht. Bis dahin hat er im Körper bereits Veränderungen bewirkt, die sich nicht mehr rückgängig machen lassen. Wird Diabetes jedoch frühzeitig erkannt und angemessen behandelt, be-

steht berechtigte Hoffnung, dass schwere Langzeitfolgen ausbleiben.

RISIKORECHNER DIABETES
Wenn Sie zwischen 35 und 65 Jahre alt sind und Ihr Diabetesrisiko für die kommenden fünf Jahre ermitteln wollen, können Sie im Internet dazu einen Fragebogen ausfüllen, der von Mitarbeitern des Deutschen Instituts für Ernährungsforschung entwickelt wurde. Sie finden ihn unter www.dife.de/de/presse/DRT-Frage bogen-fuer-Privatpersonen.pdf.

DEM DIABETES DAVONLAUFEN

Alltägliche Strecken zu Fuß oder mit dem Fahrrad zurücklegen, Treppen steigen, Gartenarbeit – all diese Aktivitäten helfen, Diabetes zu vermeiden. Für eine gezielte Diabetesvorbeugung empfiehlt es sich jedoch darüber hinaus, festgelegte Trainingszeiten in den Wochenablauf einzuplanen. Auf diese Weise gewöhnt man sich am ehesten daran. Und was im Terminplan steht, ist nicht mehr ohne bewusste Entscheidung durch Anderes zu

verdrängen. So ist am ehesten sichergestellt, dass regelmäßig und ausreichend lange und intensiv trainiert wird.

Der Erfolg ist beachtlich und durch viele groß angelegte Studien bestätigt. Körperliches Training verringert innerhalb von drei bis vier Jahren das Auftreten von Diabetes um 20 bis 30 Prozent. Am nachhaltigsten wirkt sich das bei denjenigen aus, die sich bereits auf dem abschüssigen Weg zum Diabetes befinden, zum Beispiel weil sie übergewichtig sind oder nahe Familienangehörige mit Diabetes haben. Diejenigen, die der Krankheit doch nicht ganz entkommen, können sie durch regelmäßige Bewegung zumindest hinauszögern.

Dabei ist es nicht erforderlich, sich völlig zu verausgaben. Auch muss fortan niemand seine gesamte Freizeit im Trainingsanzug verbringen. Für Menschen ohne erhöhtes Diabetesrisiko genügt es, im Wochendurchschnitt zweieinhalb Stunden zügig zu gehen (Walking), zu laufen (Jogging) oder Fahrrad zu fahren. Natürlich kann stattdessen auch Tennis, Golf oder Ähnliches gespielt werden. Besteht allerdings bereits ein gewisses Risiko, genügt ein moderates Training nicht immer.

Für den bestmöglichen Vorbeugeeffekt sollte es schon intensiviert werden.

Die Wirkung von körperlicher Aktivität auf Diabetes beruht auf vielfältigen Effekten. Zum einen kann das Hormon Insulin wieder besser wirken. Zum anderen verbrauchen die Muskeln bei ihrer Arbeit Zucker. Da sie den aus dem Blut bekommen, sinkt der Blutzuckerspiegel. Darüber hinaus verbessern sich durch Sport die Funktionen von Herz und Blutgefäßen, der Blutdruck und der Gehalt des Blutes an bestimmten Fettstoffen sinkt. Wenn die bei der Muskelarbeit verbrauchte Energie anschließend nicht durch unmäßiges Essen und Trinken wieder zugeführt wird, dürfte sich so nach und nach auch der Zeiger der Waage nach unten bewegen.

BESSER RANK UND SCHLANK

Viele Gründe gibt es, sein Gewicht nicht über das Normalmaß ansteigen zu lassen. Diabetes vorzubeugen, ist einer davon. Übergewicht ist einer der wesentlichen Risikofaktoren für Diabetes. Wer zu viel auf die Waage bringt und es schafft, Gewicht zu verlieren, egal, ob durch eine geänderte Ernährung oder mehr körperliche Aktivität – am einfachsten durch eine Kombination aus beidem –, hat ganz klar einen Nutzen davon. Dass er Diabetes bekommt, ist viel weniger wahrscheinlich, als wenn er weiterhin mit Übergewicht gelebt hätte.

Wie sich die Kombination aus mehr körperlicher Aktivität und Gewichtsabnahme auf das Auftreten von Diabetes auswirkt, ist vor längerer Zeit in einer großen US-amerikanischen Studie untersucht worden. Dabei sollten die Teilnehmenden mindestens 7 Prozent ihres Gewichts verlieren und pro Woche zweieinhalb Stunden lang körperlich aktiv sein. Ihr Gesundheitszustand wurde mit dem von Personen verglichen, die anders oder gar nicht behandelt wurden. Das Ergebnis nach knapp drei Jahren kann sich sehen lassen: Diabetes trat um 58 Prozent selte-

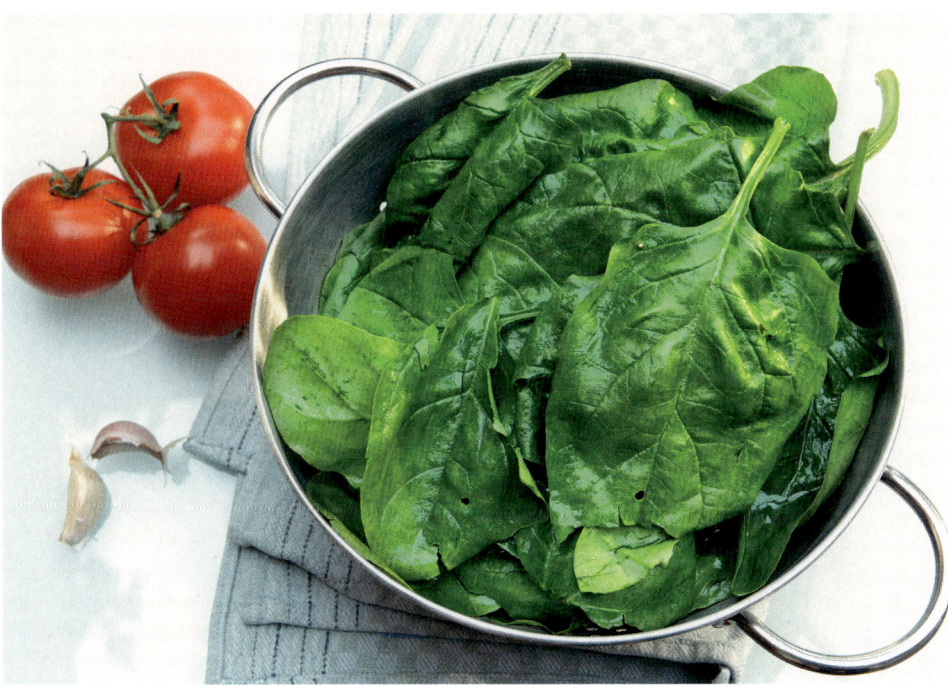

ner auf. Weil man aber auch wissen wollte, wie es mit diesen Menschen und dem Diabetes weitergeht, hat man sie zehn Jahre später erneut befragt. In der Zwischenzeit sind die Betroffenen zwar weiterhin regelmäßig über den Nutzen von Bewegung informiert worden, ob sie sich aber an die Empfehlungen gehalten

haben oder nicht, blieb ihnen überlassen und ist nicht kontrolliert worden. Dennoch ist das Resultat erfreulich: Der Erfolg hat angehalten, wenn auch in etwas geringerem Maß. Nach zehn Jahren gab es noch um 34 Prozent weniger Diabeteskranke als unter denen, die anders oder gar nicht behandelt wurden.

ERNÄHRUNG

Es gibt keine spezielle Ernährungsweise, von der sich sagen lässt, dass sich mit ihr einem Diabetes vorbeugen lässt. Diabetikern und solchen, die es nicht werden wollen, wird die gleiche Kost empfohlen wie allen anderen, die sich gesund ernähren wollen:
Viel Obst und Gemüse, wenig Fleisch, eher Fisch, wenig tierisches Fett, eher Öl – die Zutaten einer mediterranen Ernährungsweise (siehe Seite 36).

Wer dabei besonders häufig zu grünen Blattgemüsen wie Spinat und Mangold greift, betreibt wahrscheinlich sogar eine ganz spezifische Diabetesvorsorge.
Bei einer zusammenfassenden Auswertung von sechs Studien mit insgesamt mehr als 220 000 Teilnehmern fiel nämlich auf, dass das Diabetesrisiko bei Personen, die täglich eineinhalb Extraportionen grüne Blattgemüse aßen, um 14 Prozent geringer war als bei den anderen. Eine Porti-

on ist in etwa das, was in die geöffnete Hand passt.

Ansonsten haben Obst und Gemüse für sich genommen aber wahrscheinlich keine diabetesvorbeugende Wirkung – auch dann nicht, wenn man viel davon isst. Das hat die überwiegende Mehrheit von Studien zu dieser Frage ergeben. Sie sind auf indirekte Weise hilfreich, weil diejenigen, die viel Buntes essen, in der Regel weniger von den typischen Dickmachern zu sich nehmen. Eine pflanzenbetonte Ernährung kann also unter anderem helfen, Übergewicht zu vermeiden.

Zu einer gesunden Ernährung gehören ebenso Vollkornprodukte. Hinsichtlich der Diabetesvorbeugung sind Vollkornbrot und -nudeln, Müsli aus gequetschtem, ungeschältem Getreide und dunkler Reis sogar besonders nützlich. Bei Menschen, die regelmäßig Vollkorn- anstelle von Weißmehlprodukten essen, wirkt das Insulin im Körper besser. Es ist zwar noch zu früh, um zu sagen, dass sich durch Vollkornprodukte einem Diabetes vorbeugen lässt. Helle Getreideprodukte durch dunkle zu ersetzen, ist aber sicher kein Fehler.

Lange Zeit standen Zucker und Süßigkeiten in Verdacht, Diabetes, die Zuckerkrankheit, auszulösen – entweder direkt oder indirekt, indem sie zu Übergewicht führen. Inzwischen muss der Zucker jedoch zumindest teilweise freigesprochen werden. Ein mäßiger Konsum von mit Zucker gesüßten Speisen scheint das Diabetesrisiko nicht zu erhöhen.

Anders ist das bei Getränken, die mit Zucker gesüßt sind. Aus ihnen gelangt der Zucker ganz besonders rasch ins Blut, weil es keine anderen Zutaten gibt, die den Weg verlangsamen. Außerdem verleiten diese Softdrinks offenbar dazu, erheblich mehr von ihnen zu trinken, als guttut. Dadurch begünstigen sie eine Gewichtszunahme. Letztlich kann das zu Übergewicht führen, das dann wiederum ein Risikofaktor für Diabetes ist.

ZINK

Der grundlegende Aspekt bei Typ 2 Diabetes ist, dass das Hormon Insulin nicht mehr so wirken kann, wie es notwendig ist. Sowohl für seine Produktion in der Bauchspeicheldrüse als auch für seine Wirkung an den Zielzellen, also zum Beispiel den Muskelzellen, spielt der Mineralstoff Zink eine Schlüsselrolle. Seit das bekannt ist, wird untersucht, ob sich durch die gezielte Einnahme von Zink Diabetes vorbeugen lässt.

Als eine internationale Forschergruppe die Studien dazu sichtete, fand sich allerdings nur eine, die den Anforderungen an eine seriöse wissenschaftliche Untersuchung genügte. Alle anderen waren nicht so aufgebaut, dass sie überhaupt eine diabetesvorbeugende Wirksamkeit von Zink hätten nachweisen können. Und das, was vorliegt, rechtfertigt die Einnahme von Zink nicht. Bisher kann man nicht sagen, dass sich durch die Einnahme von Präparaten mit Zink einem Diabetes vorbeugen lässt.

Da der Körper selbst kein Zink produzieren kann, muss er es mit der Nahrung zugeführt bekommen. Frauen brauchen etwa sieben Milligramm Zink jeden Tag, Männer zehn Milligramm. Im Durchschnitt nehmen die Menschen in Deutschland sogar mehr als diese empfohlene Menge auf. Das liegt vor allem daran, dass sie viel Fleisch und Milchprodukte essen. Es gibt also keinen Grund, Zink in Präparaten einzunehmen.

ZINK: WO IST ES DRIN?

Für gesunde Frauen wird eine Tagesmenge von 7 Milligramm Zink empfohlen, für Männer 10 Milligramm. In 100 Gramm essbarem Anteil sind enthalten:

Kalbsleber	8,4 Milligramm
Edamer	5,3 Milligramm
Rindfleisch	4,3 Milligramm
Haferflocken	4,3 Milligramm
Camembert	3,4 Milligramm
Walnüsse	2,7 Milligramm
Garnelen	2,2 Milligramm
Ente	1,8 Milligramm
Milchschokolade	1,7 Milligramm

VERSCHIEDENE MEDIKAMENTE

Eine Reihe von Medikamenten, mit denen ein bestehender Diabetes behandelt wird, ist zusätzlich darauf untersucht worden, ob sich mit ihnen auch einem möglichen Diabetes vorbeugen lässt. Zu diesen Arzneimitteln gehören Acarbose (z. B. Glucobay®), Metformin (z. B. Glucophage®) und Nateglinid (Starlix®). Dafür sind sie bei Menschen eingesetzt worden, bei denen Blutuntersuchungen zeigten, dass sie sich auf dem Weg zum Diabetes befanden.

Bei der frühzeitigen Einnahme von Acarbose oder Metformin traten zwar nach gewisser Zeit weniger Diabeteserkrankungen auf. Ob das aber wirklich als Vorbeugung anzusehen ist oder ob lediglich die Diagnose verspätet gestellt wurde, ließ sich nicht klären.

Nach der fünfjährigen Einnahme von Nateglinid gab es nicht weniger Diabeteserkrankungen. Stattdessen ergab sich der begründete Verdacht, dass der Wirkstoff sogar die Zellen schädigt, die Insulin produzieren. Das würde bedeuten, dass sogar mehr statt weniger Diabeteserkrankungen auftreten.

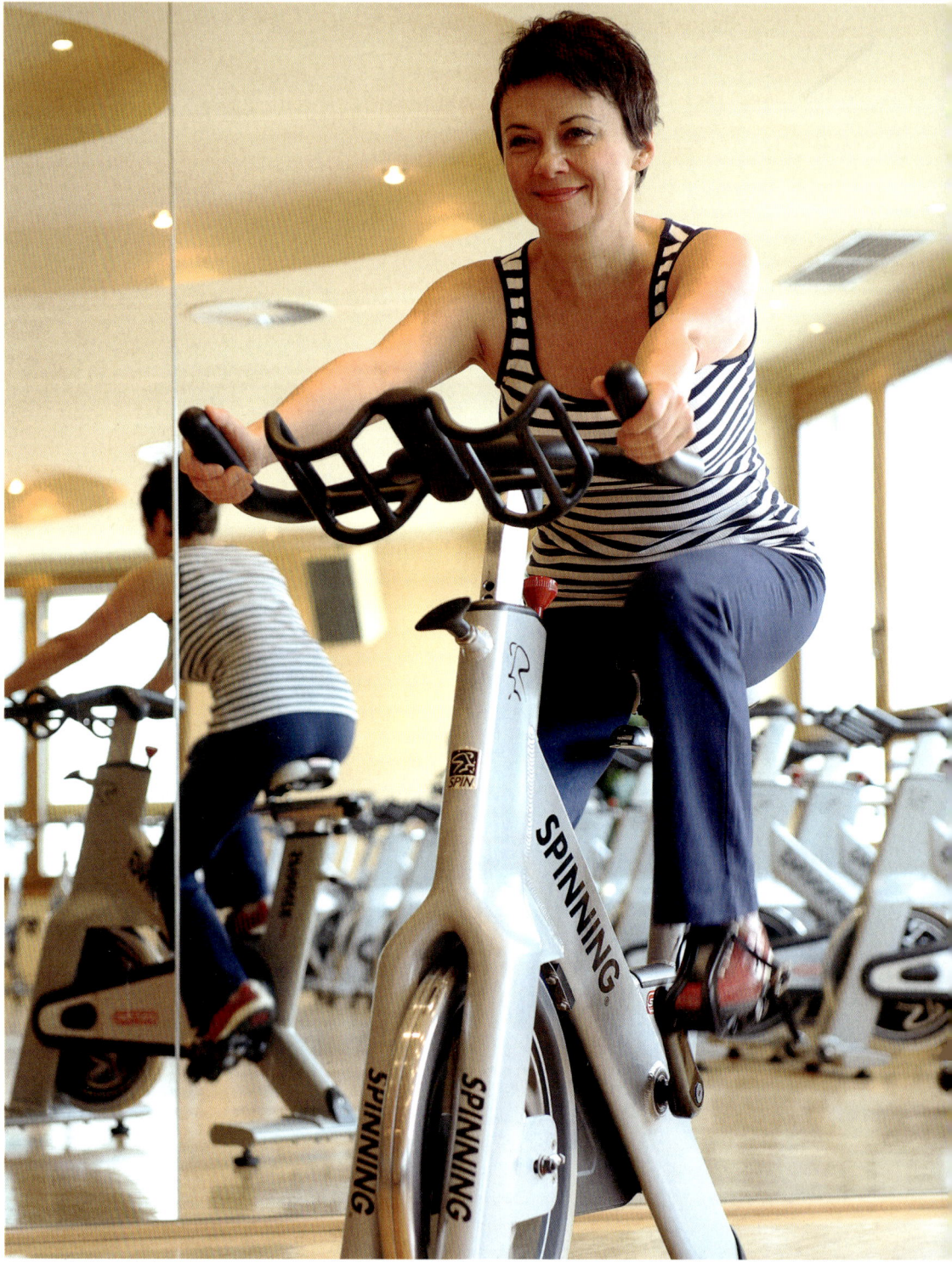

BEWEGLICH BLEIBEN

Einkaufen, Pilze suchen, neue Städte erkunden – verlockende Beschäftigungen für die Zeit nach den Acht-Stunden-Arbeitstagen. Deshalb stellt sich die Frage: Was kann man tun, um weiterhin gut zu Fuß zu sein? Denn wenn die Knie bei jeder Treppenstufe wehtun, der Rücken schon nach kurzem Gang schmerzt und es in der Hüfte zieht, vermeidet man solche Ausflüge eher. Und verzichtet damit auf vieles, was das Leben lebenswert machen kann.

GEBRAUCHSSPUREN

Was in jungen Jahren selbstverständlich ist – Beweglichkeit, Kraft, Ausdauer –, geht im Laufe der Zeit zurück. Vier von 100 Menschen im Alter von 40 bis 54 Jahren sagen, dass sie sich kaum noch beugen, knien oder bücken können. Elf von 100 sind dabei etwas eingeschränkt. In der Altersgruppe von 55 bis 69 Jahren empfinden sich bereits zehn von 100 stark und 23 von 100 Menschen etwas eingeschränkt. Im Alter von 70 bis 85 Jahren gilt das für mehr als die Hälfte.

Im Rahmen einer Befragung, die die verschiedenen Aspekte des Lebens älterer Menschen in Deutschland beleuchten sollte, nannten die Personen aller Altersgruppen bei gesundheitlichen Beschwerden am häufigsten Erkrankungen des Bewegungssystems, namentlich Gelenkpro-

bleme, Bandscheibenschäden, Knochenerkrankungen und Rückenschmerzen.

Der jahrzehntelange Einsatz von Knochen, Muskeln, Gelenken, Bändern und Sehnen fordert seinen Tribut. Das Bewegungssystem signalisiert besonders eindringlich: Die Biologie des Menschen ist darauf angelegt, durch Vermehrung seine Art zu erhalten. Solange Kinder ausgetragen werden können, ist das reibungslose Funktionieren des Körpers gesichert. Ob sich der Mensch dagegen im späteren Alter noch bewegen kann, ist für die Fortpflanzung unerheblich. Daher können die Elemente des Bewegungssystems sehr deutlich altern, bei Frauen meist eher und stärker als bei Männern.

Die Knorpelflächen im Inneren der Gelenke, die ursprünglich glatt und elastisch

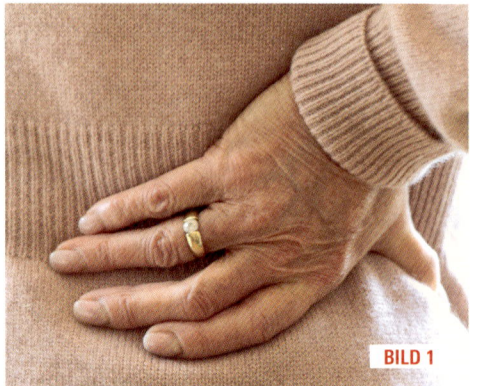

BILD 1

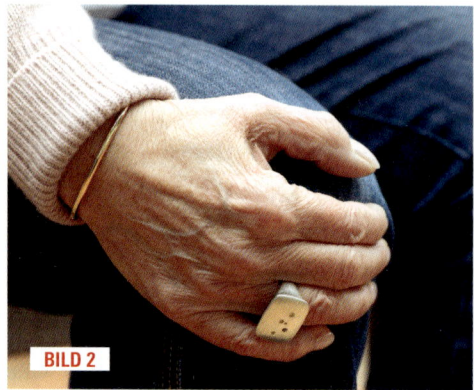

BILD 2

waren, werden rau, spröde und dünner. Belastungen können sie dann nicht mehr gut abfangen. Wenn solche Gelenkveränderungen vorliegen, sprechen Mediziner von Arthrose (siehe folgende Seite). Sie ist allerdings keine Erkrankung, die im Alter zwingend auftritt und sie beruht auch nicht immer auf Abnutzung. Warum sich bei vielen Menschen die Funktionen der Knorpelzellen im Gelenk derart verändern, ist letztlich immer noch nicht vollständig bekannt.

Das Muskelgewebe altert ebenfalls. Seine Masse verringert sich, die Muskeln werden kleiner und sind weniger dehnbar. In der Folge nimmt die Muskelkraft im Alter stetig ab.

Sehnen und Bänder verlieren an Elastizität und werden spröde. Sie sind nur noch eingeschränkt belastbar. Und an diesen ohnehin schon beeinträchtigten Geweben ziehen nun noch Muskeln, die kürzer sind als früher. Das beansprucht Sehnen und Bänder zusätzlich.

Wenn die Knochen alt werden

Die Dichte der Knochen nimmt ab dem vierten Lebensjahrzehnt langsam und kontinuierlich ab. Bei Frauen kann sich das in den ersten zehn Jahren, nachdem die Monatsblutungen aufgehört haben, erheblich beschleunigen. Ab etwa dem 60. Lebensjahr verlieren die Knochen bei Männern und Frauen dann in etwa gleich viel an Masse.

Von Osteoporose (siehe Seite 85) spricht man, wenn diese altersbedingte Abnahme der Knochendichte ein gewisses Maß überschreitet und sich außerdem noch der Aufbau des Knocheninneren verschlechtert. Durch diese Veränderungen werden die Knochen anfällig für Brüche. Dann können bereits bei an sich harmlosen Stürzen oder Bewegungen wie dem Heben eines schweren Gegenstands Knochenbrüche auftreten oder Rückenwirbel zusammensinken. Im höheren Lebensalter sind vor allem Oberschenkelhalsbrüche gefürchtet.

Aufgrund der Veränderungen, die das Altern mit sich bringt, kann das Immunsystem eigene und fremde Zellen nicht mehr sicher unterscheiden. Dann treten solche Erkrankungen eher auf, die darauf beruhen, dass das Immunsystem körpereigene Zellen angreift. Dazu gehört zum Beispiel entzündliches Rheuma (rheumatoide Arthritis).

BILD 1 Es zieht in der Hüfte
BILD 2 Die Knie sind steif und schmerzen

ARTHROSE

Vorbeugung ist bei Arthrose das Aller-wichtigste. Arthrose lässt sich nicht hei-len. Im Erwachsenenalter sind Knorpel-schäden nicht mehr zu reparieren. Nur in der Kindheit kann sich Knorpelgewebe noch regenerieren. Doch der Alltag wird beschwerlich, wenn Knie oder Hüften nicht mehr recht mitmachen. Aus den zu Anfang vorübergehenden Schmerzen nach einer Beanspruchung werden bei vielen Menschen dauerhafte Beschwer-den, die auch in Ruhe und nachts anhal-ten. Wer mit 50+ Knieschmerzen hat, muss damit rechnen, dass seine körper-liche Beweglichkeit in späteren Jahren deutlich und anhaltend eingeschränkt sein wird. Das zieht meist nach sich, dass er nur noch wenig für seine körperliche Fit-ness tut. Das wiederum wird zum Risiko-faktor für Herz-Kreislauf-Erkrankungen und Diabetes, und auch das Denkorgan profitiert von körperlicher Aktivität.

Es kann also viel zur Lebensqualität beitragen, wenn man dafür sorgt, dass man die Gelenke, allen voran Knie und Hüften, auch im Alter noch relativ schmerzarm belasten kann.

Die Last begrenzen

Das Körpergewicht ist ein gewichtiger Faktor dabei, wie das Bewegungssystem altert. Am meisten drückt die Last auf Knie und Hüften. Jedes Kilogramm, das ihnen erspart bleibt, kann sich in einer verringerten Abnutzung niederschlagen.

Dann ist die Hoffnung berechtigt, dass eine Arthrose später auftritt und weniger stark ausgeprägt ist. Sicher nachgewiesen ist dieser vorbeugende Effekt zwar nicht. Aber dass es vorteilhaft ist, wenn man nicht zu viel wiegt, kann man aus Unter-suchungen an übergewichtigen Men-schen mit Kniearthrose ableiten, die zwi-schen 60 und 70 Jahre alt waren. Bei den-jenigen, die innerhalb von drei Monaten ihr Körpergewicht um 10 Prozent verrin-gerten, verbesserte sich die Beweglichkeit spürbar. Doch auch wenn es nur 5 Pro-zent im Laufe von fünf Monaten waren, nahm die Mobilität zu. Für eine Person von 80 Kilogramm würde das bedeuten, 4 Kilogramm abzunehmen. Verteilt auf fünf Monate sind das 800 Gramm in je-dem Monat.

Immer auf Trab bleiben

Manche Menschen meinen zwar, dass viel Bewegung den Gelenkverschleiß fördert. Doch dem ist nicht so. Das gesamte Sys-tem ist darauf ausgelegt, tätig zu sein, ein-gesetzt zu werden und sich anschließend wieder zu entspannen. Wichtig ist vor al-lem, die Intensität der Belastung im Auge zu behalten. Hochleistungssportler bean-spruchen ihr Bewegungssystem sicher oft stärker, als ihm guttut. Auch wer jahrelang für Marathonläufe trainiert, mutet seinen Gelenken unter Umständen zu viel zu. Doch ansonsten gilt: Gelenke brauchen Belastung – und jede Bewegung des Ge-

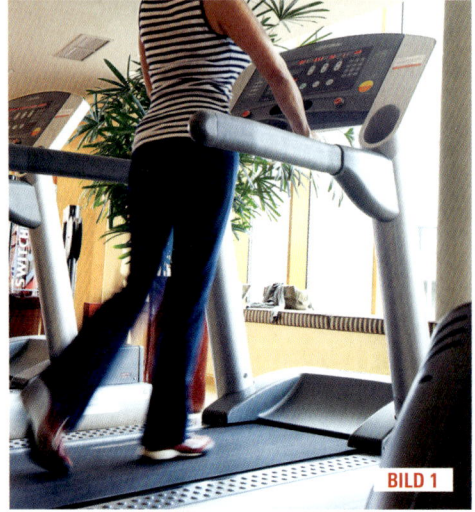

BILD 1

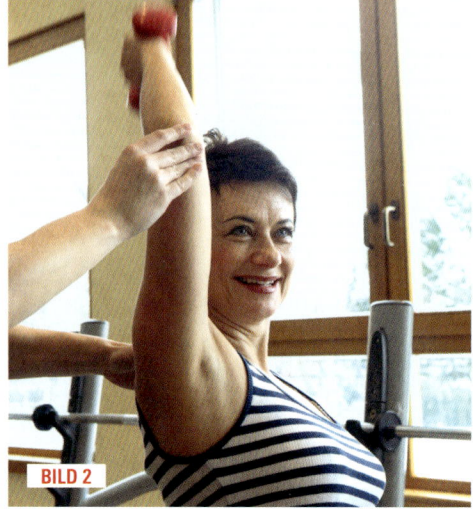

BILD 2

lenks ist eine Belastung. Nur so wird die Gelenkflüssigkeit, die den Knorpel ernährt, in das Knorpelgewebe gepresst. In Ruhe fließt die Gelenkflüssigkeit wieder ab und nimmt dabei Stoffwechselprodukte mit. Die ständige Zirkulation der Gelenkflüssigkeit ist notwendig, weil der Knorpel im Gelenk nicht von Blutgefäßen durchzogen ist. Er wird ausschließlich von der Gelenkflüssigkeit versorgt.

Regelmäßige körperliche Betätigung, bei der Anstrengung und Ausruhen in einem ausgewogenen Verhältnis zueinander stehen, ist eine wesentliche Voraussetzung für Mobilität im Rentenalter. Viele unterschiedliche Untersuchungen haben das bestätigt.

Im Jahr 2005 haben zwei Forscher unabhängig voneinander 17 wissenschaftliche Studien, in denen der Einfluss von körperlicher Aktivität auf Kniearthrose untersucht wurde, systematisch ausgewertet. Ihr Fazit: Körperliche Aktivität verringert bei Kniearthrose die Schmerzen und verbessert die Beweglichkeit. Dabei ist es egal, ob man angeleitet in einer Gruppe trainiert oder allein. Als Aktivität kommen Ausdauer- und Krafttraining infrage. Bei welcher Häufigkeit, Dauer und

Intensität ein Training optimal wirkt, ließ sich allerdings nicht festmachen.

Vitamin E

Schon seit Längerem ist bekannt, dass viele Gewebeschäden, die während des Alterns auftreten, von sehr reaktionsfähigen Sauerstoffverbindungen vermittelt werden. Daher ging man der Frage nach, ob Substanzen, die diese Sauerstoffverbindungen unschädlich machen, den Abbau von Knorpelmasse verhindern können. Zunächst gab es tatsächlich Hinweise, dass zum Beispiel Vitamin E dafür hilfreich sein könnte. Daher gab es hierzulande ein Vitamin-E-Präparat mit dem Wortteil „Spondy" im Namen – abgeleitet vom griechischen Wort für Wirbel –, das zur Vorbeugung und Behandlung von Gelenkproblemen gedacht war (Spondyvit®). Doch in der praktischen Anwendung bestätigte sich die Theorie nicht: Schon in den 1990er-Jahren ließ sich eine Wirksamkeit von Vitamin E auf Knochen und Gelenke nicht belegen. Eine nochmalige Überprüfung im Jahr 2002 bestätigte das. Vitamin E nützt den Knien anscheinend nichts. Es kann weder den Verlust an Gelenkknorpel stoppen noch die Beschwerden. Dementsprechend hat sich der Anwendungsbereich des Präparats geändert. Heute lautet er „Therapie eines Vitamin-E-Mangels".

Außerdem wurde untersucht, ob die Einnahme von Vitamin E das Auftreten von entzündlichem Rheuma beeinflussen kann. Dazu wertete man eine Studie aus, an der Tausende von Frauen mehrere Jahre lang teilnahmen. Auch hier war das Ergebnis negativ: Von den Frauen, die Vitamin E einnahmen, erkrankten nicht weniger an entzündlichem Rheuma als von denen, die ein Scheinmedikament eingenommen hatten.

Die Einnahme von Vitamin E in einer Dosierung ab 400 I. E., wie sie üblicherweise empfohlen wird, kann zwar verschiedene harmlose Nebenwirkungen hervorrufen, doch solche Effekte sind selten. Gravierender sind andere Auswirkungen, die auffielen, als man die Auswirkungen einer Einnahme von 400 I. E. und mehr Vitamin E zur Vorbeugung von Herzerkrankungen und Krebs untersuchte. Näheres hierzu finden Sie auf Seite 65 und auf Seite 138.

Welche Lebensmittel besonders reich an Vitamin E sind, finden Sie unter „Vitamin E: Wo ist es drin?" auf Seite 102.

OSTEOPOROSE

Wer sich in jungen Jahren einen Knochen bricht, hat bei entsprechender Behandlung in der Regel nach ein paar Wochen das Schlimmste überstanden. Ältere Menschen laborieren an solchen Unfällen meist deutlich länger. Und gar nicht so selten sind die Folgen eines Sturzes der Beginn von eingeschränkter Mobilität und Unselbstständigkeit.

Bei etwa einem Drittel der Menschen im fortgeschrittenen Alter, die einen Knochenbruch erleiden, ist eine Osteoporose die wesentliche Ursache des Bruchs. Bei der Erkrankung verringert sich die Dichte der Knochen deutlich. Das schwächt sie so sehr, dass sie ungewöhnlich leicht brechen. Beispielsweise können die Wirbel

körper des Rückens dann schon beim Heben eines schweren Gegenstands einbrechen. Grund für die Abnahme der Knochendichte ist der Alternsprozess. Bis etwa zum 30. Lebensjahr wird die Knochenmasse aufgebaut. Das ist der Bestand, mit dem die Knochen ins Alter gehen. Und für die Knochen beginnt das Alter schon relativ früh. Schon zwischen dem 35. bis 40. Lebensjahr wird mehr Knochenmasse ab- als aufgebaut. Da die Sexualhormone an der Steuerung des Knochenstoffwechsels beteiligt sind, können Frauen in jedem der ersten fünf bis zehn Jahre nach dem Ende der Monatsblutungen zwischen 4 und 7 Prozent an Knochendichte einbüßen. Bei Männern ab

BILD 1 Immer das Gleichgewicht halten
BILD 2 Der Rücken bleibt gerade

50 Jahren beträgt der Verlust etwa 1 Prozent pro Jahr. Etwa sieben von 100 Frauen haben im Alter von 55 Jahren eine Osteoporose. Bei den 80-Jährigen sind es 19 von 100. Wie viele Männer in Deutschland von Osteoporose betroffen sind, ist nicht bekannt.

Früherkennung

Die Frage, ob jemand eine Osteoporose entwickeln wird, lässt sich anhand von Risikofaktoren näher bestimmen. Kommen besonders viele oder bedeutsame Risikofaktoren zusammen, ist es angebracht, eine Knochendichtemessung durchführen zu lassen. Auf folgender Internetseite können Sie diese Frage für sich individuell abklären: www.dv-osteologie.org/uploads/Risikotool/Osteoporose_Risikotool_druck.swf. Dazu müssen Sie unter anderem eine Reihe von Fragen zu Krankheiten und Knochenbrüchen beantworten und wissen, welche Medikamente Sie in den vergangenen zwei Jahren eingenommen haben.

Das Standardverfahren zur Bestimmung der Knochendichte ist die Dual-Röntgen-Absorptiometrie, abgekürzt DXA. Dabei werden die Lendenwirbelsäule und der Oberschenkelhals geröntgt. Mithilfe dieser Bilder lässt sich der Gehalt der Knochen an Mineralsalzen abschätzen.

Die bei der DXA ermittelte Knochendichte wird als sogenannter T-Wert angegeben. Er beschreibt, um wie viele Einheiten die gemessene Knochendichte von der abweicht, die man für eine 30-jährige

Person als Standard annimmt. Bei einem T-Wert zwischen 0 und –1 ist die Knochendichte normal. Bei einem T-Wert zwischen –1 und –2,5 spricht man von verringerter Knochendichte. Bei einem T-Wert von –2,5 und weniger liegt eine Osteoporose vor. Allerdings ist auch bei normalem Knochendichtewert eine Osteoporose nicht ausgeschlossen.

Es gibt Hinweise, dass für Frauen über 65 Jahre eine Knochendichtemessung generell sinnvoll sein kann – unabhängig von ihrer individuellen Risikokonstellation. Liegt ihr T-Wert unter –2,5, wird ihnen eine Behandlung mit Medikamenten empfohlen, deren Wirksamkeit nachgewiesen ist.

Bewegung

Knochen brauchen den Zug der Muskeln, der bei Bewegung entsteht, um ihren Stoffwechsel in Gang zu halten. Da die meisten Menschen aber im Alltag und Beruf nur wenig körperlich aktiv sind, heißt es auch im Hinblick auf die Knochen immer wieder: Bewegung, Bewegung. Doch nicht alle Sportarten sind gleichermaßen geeignet, um einer Osteoporose vorzubeugen. Die nachfolgenden Angaben entstammen einer Leitlinie zur Bewegungstherapie bei Osteoporose. In ihr sind die Studien ausgewertet worden, die zur Vorbeugung vor Osteoporose mit Bewegung gemacht wurden. Die Aussagen gelten für alle Frauen ab 45 Jahren. Bei Männern haben diese Übungsprogramme keine solchen Effekte nachweisen können.

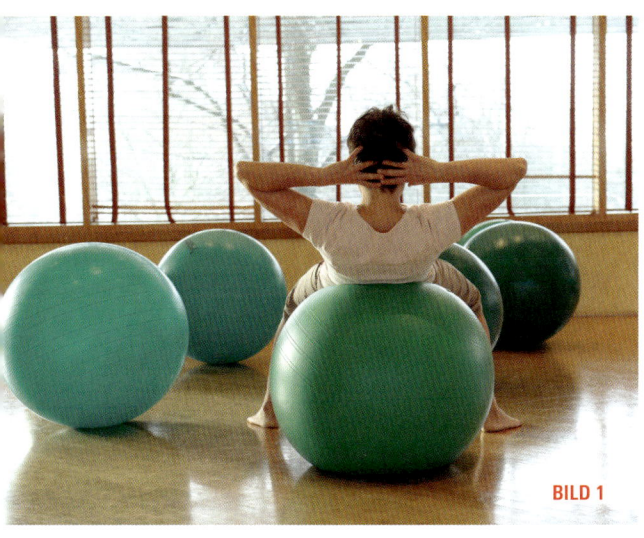

BILD 1

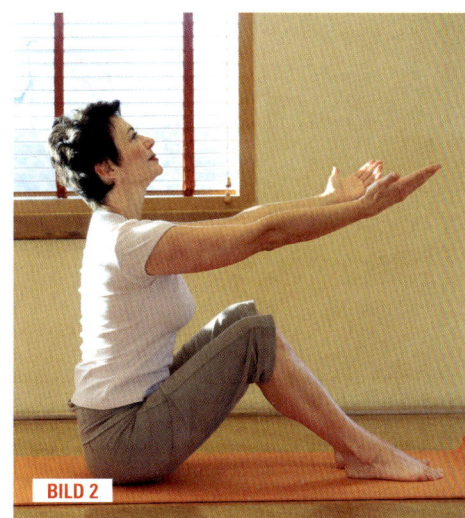

BILD 2

Den besten Effekt auf die Knochen haben Programme, die den Körper auf unterschiedliche Weise herausfordern:

Dreimal pro Woche eine Stunde Training aus Elementen mit starker Krafteinwirkung kombiniert mit Dehn-, Balance- und Haltungsübungen. Die Trainingselemente mit starker Krafteinwirkung sollen 20 Minuten dauern und aus Sprüngen, bei denen das 2- bis 5-Fache des eigenen Körpergewichts einwirkt, und Stufensteigen (Stepping) bestehen.

Ebenfalls wirksam ist ein Mischtraining aus Sprung- und Stepping-Einheiten, bei dem eine Gewichtsweste getragen wird, kombiniert mit einem Krafttraining. Dieses soll zwei- bis dreimal pro Woche ausgeführt werden.

Auch ein Training aus Gehübungen sowie Jogging- und Hüpfübungen kombiniert mit solchen zur Kräftigung des Bauches zeigt positive Effekte auf die Knochen, wenn es dreimal pro Woche für eine Stunde durchgeführt wird.

Reines Krafttraining, bei dem alle Hauptmuskelgruppen zwei- bis dreimal pro Woche trainiert werden, ist ebenfalls wirksam. Es ist am effektivsten für die Knochen, wenn es als Maximalkrafttrai-

ning gestaltet ist. Ein Kraftausdauertraining bringt für die Osteoporosevorbeugung weniger. Bei jedem Krafttraining sollte die Belastung langsam gesteigert werden. Und vor allem untrainierte Personen sollten die Übungen langsam machen, um Verletzungen zu vermeiden. Darüber hinaus müssen selbstverständlich Einschränkungen der Beweglichkeit berücksichtigt werden, wie sie sich mit dem Alter ergeben können.

Ein Koordinationstraining, wie es beispielsweise Taichi bietet, festigt vornehmlich die Knochen in der unteren Beinhälfte. Dazu muss es an mindestens fünf Tagen der Woche mindestens jeweils eine knappe Stunde durchgeführt werden. Um auch die Knochen der Wirbelsäule zu kräftigen, wären noch andere Trainingselemente erforderlich.

Die Auswirkungen eines Ausdauertrainings, zum Beispiel durch Jogging oder Walking, sind ebenso widersprüchlich wie die für Vibrationstraining. Beide Trainingsarten stehen derzeit nicht auf der Empfehlungsliste.

Die hier aufgeführten empfohlenen Trainingsarten setzen voraus, dass sie von Fachkräften angeleitet und in einem entsprechend ausgestatteten Studio durchgeführt werden.

Ernährung

Für die Knochengesundheit ist es wichtig, dass die Nahrung passend zusammengesetzt ist und das Gewicht stimmt. Der wichtigste Baustein für die Knochenmasse ist Kalzium. Diesen Mineralstoff liefert das, was gegessen und getrunken wird, insbesondere Milchprodukte.

Wer sich allerdings so karg ernährt, dass er Untergewicht hat (BMI unter 20) oder gar eine Magersucht entwickelt, vergrößert sein Risiko für Osteoporose im Alter. In dieser Situation kann der Organismus nicht mehr genügend Bausteine für die Knochenmasse bereitstellen. Wahrscheinlich kommt dabei auch zum Tragen, dass bei untergewichtigen Menschen die Produktion von Sexualhormonen verringert ist. Diese sind an der Steuerung des Knochenstoffwechsels beteiligt.

Kalzium

Der Tagesbedarf an Kalzium liegt bei 1 000 bis 1 500 Milligramm. Er lässt sich problemlos mit der Ernährung decken. Siehe dazu „Kalzium: Wo ist es drin?". Auch Mineralwasser kann zur Kalziumversorgung beitragen. Wer, wie empfohlen, täglich etwa 1,5 Liter trinkt, kann bereits die Hälfte des täglichen Kalziumbedarfs decken, wenn das Mineralwasser 500 Milligramm Kalzium pro Liter enthält.

Wer diese Kalziummmenge nicht in etwa sicherstellt, kann erwägen, zusätzlich ein

Kalziumpräparat einzunehmen. Die Dosierung ist richtig gewählt, wenn sie das Defizit zwischen der wünschenswerten

KALZIUM: WO IST ES DRIN?

Für gesunde Erwachsene wird eine Tagesmenge von 1000 Milligramm Kalzium empfohlen. In 100 Gramm essbarem Anteil sind enthalten:

Appenzeller	1 109 Milligramm
Parmesankäse	1 107 Milligramm
Emmentaler	1 030 Milligramm
Tilsiter	990 Milligramm
Gouda	820 Milligramm
Mandeln, süß	252 Milligramm
Grünkohl	212 Milligramm
Sprotte	170 Milligramm
Rucola	160 Milligramm
Joghurt 0,3 % Fett	143 Milligramm
Joghurt 3,5 % Fett	120 Milligramm
Milch	120 Milligramm
Spinat	126 Milligramm
Fenchelgemüse	109 Milligramm
Mangold	103 Milligramm

Wenn Sie Ihre durchschnittliche tägliche Kalziumzufuhr abschätzen möchten, finden Sie auf folgender Seite im Internet ein Berechnungsprogramm: www.gesundheitsinformation.de/kalzium-rechner.291.420.de.html.

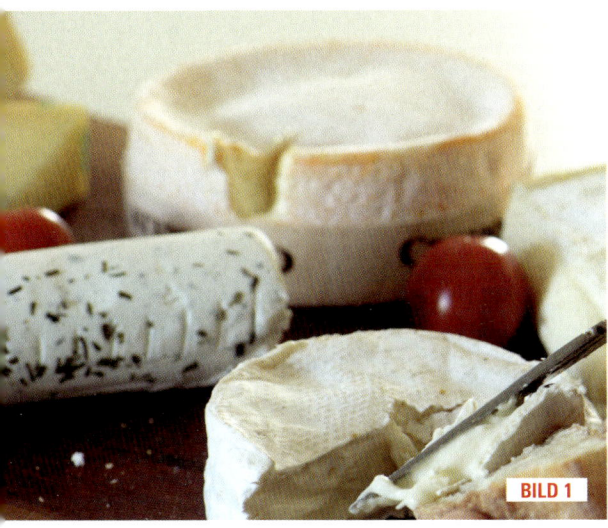

BILD 1

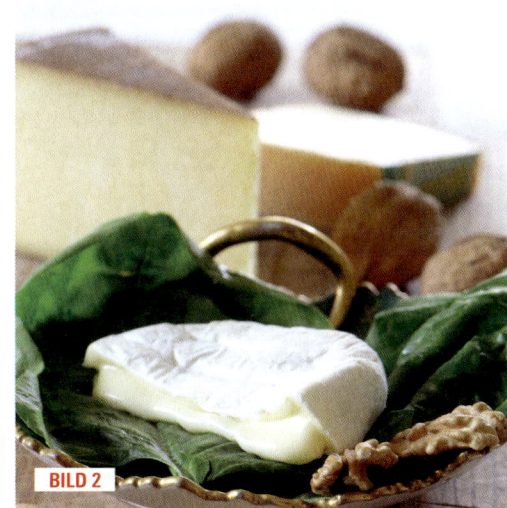

BILD 2

Tagesmenge von maximal 1 500 Milligramm und der Menge abdeckt, die mit der Nahrung aufgenommen wird. Dann wird eine Osteoporoseneigung zumindest nicht dadurch gefördert, dass es an diesem Mineral fehlt.

Vielfach wird Frauen pauschal empfohlen, nach den Wechseljahren Kalzium einzunehmen – oft sogar in ziemlich hoher Dosierung. Dafür gibt es jedoch keine plausible Begründung. Wenn kein Kalziummangel vorliegt, beeinflusst die Zufuhr dieses Minerals die Entstehung einer Osteoporose nicht. Im Gegenteil: Es gibt Hinweise darauf, dass eine Dauereinnahme von Kalzium bei gesunden älteren Frauen unerwünschte Wirkungen auf das Herz-Kreislauf-System haben kann. Daher lautet die Maßgabe: Die Kalziummenge aus der Nahrung und die zusätzlich mit Medikamenten eingenommene Menge sollten zusammen nicht mehr als 1 500 Milligramm Kalzium am Tag ausmachen.

Vitamin D
Selbst bei regelmäßigem Training im Fitnessstudio dürfen Tätigkeiten an der frischen Luft nicht zu kurz kommen. Nur wer sich öfter im Freien aufhält, gibt sei-

nem Körper die Chance, sich ausreichend mit Vitamin D zu versorgen. Nur mithilfe von Vitamin D kann der Körper das Kalzium aus dem Blut in die Knochen einbauen. Außerdem verbessert Vitamin D die Aufnahme von Kalzium aus der Nahrung. Bei einem Mangel an Kalzium und Vitamin D kann sich der beschleunigte Knochendichteverlust, der zur Osteoporose führen kann, fortsetzen und es können leichter Knochen brechen. Bei etwa der Hälfte der von Osteoporose Betroffenen ist der Vitamin-D-Spiegel im Blut viel zu niedrig.

Die Vorstufe für Vitamin D produziert der Körper selbst. Sie wird dann in der Haut durch UV-Strahlung in das eigentliche Vitamin D umgewandelt. Im Licht der Sonne ist ein Anteil solcher UV-Strahlung enthalten. Sie erreicht die Menschen selbst bei schlechtem Wetter, wenn sich die Sonne hinter Wolken verbirgt. Bei jüngeren Menschen, die die Haut von Gesicht und Armen jeden Tag mindestens eine halbe Stunde lang dem Licht aussetzen, produziert der Körper üblicherweise ausreichend Vitamin D. Bei Menschen über 70 Jahren ist das nicht mehr sicher. Halten sie sich noch dazu vornehmlich in

BILD 1 Beim Wandern Pausen einlegen
BILD 2 Gartenarbeit hält gesund

geschlossenen Räumen auf, fehlt das für die körpereigene Produktion von Vitamin D notwendige UV-Licht.

Mit der Ernährung ist es nicht so einfach, die Vitamin-D-Zufuhr zu steigern. Siehe hierzu: „Vitamin D: Wo ist es drin?"

Wenn Sie einen häufigen Aufenthalt im Freien nicht garantieren können, kann es sinnvoll sein, Vitamin D als Medikament einzunehmen. Als Inhaltsstoff von Arzneimitteln wird dieses Vitamin oft auch als Colecalciferol bezeichnet. Je nach individueller Situation und Grund der Einnahme liegt die Vitamin-D-Dosis zwischen 800 und 2 000 I.E.

VITAMIN D: WO IST ES DRIN?

Für gesunde Erwachsene wird eine Tagesmenge von 5 Mikrogramm = 200 I.E. Vitamin D empfohlen. In 100 Gramm essbarem Anteil sind enthalten:

Aal, geräuchert	90,0 Mikrogramm
Hering	25,0 Mikrogramm
Lachs	16,0 Mikrogramm
Thunfisch	4,5,Mikrogramm
Ei	2,9 Mikrogramm
Pflanzenmargarine-	2,5 Mikrogramm
Pfifferling	2,1 Mikrogramm
Butter	1,2 Mikrogramm
Emmentaler	1,1 Mikrogramm

Alkohol

Es gibt viele Gründe, seinen Alkoholkonsum zu begrenzen. Einer davon ist das Osteoporoserisiko. Es steigt bei denjenigen, die täglich mehr als 30 Gramm Alkohol zu sich nehmen. Männer gefährdet eine solche Alkoholmenge tendenziell etwas stärker als Frauen.

Rauchen

Unter der Überschrift Rauchen stehen immer die gleichen Hinweise: Lassen Sie's, geben Sie's auf, reduzieren Sie zumindest die Anzahl der täglich gerauchten Zigaretten. Das ist bei Osteoporose nicht anders. Für Rauchende ist es wahrscheinlicher, eine Osteoporose zu bekommen, als für Nichtrauchende. Das gilt für Frauen und Männer gleichermaßen.

Medikamentöse Behandlung verschiedener Erkrankungen

Eine weitere Option, das Risiko für Osteoporose zu begrenzen, ist, bestimmte Medikamente zu meiden. Bei der Vielzahl an Mitteln, die der deutsche Arzneimittelmarkt bereithält, lassen sich problematische Medikamente meist durch andere ersetzen.

Zu den problematischen gehört der Wirkstoff Pioglitazon, der bei Typ 2 Diabetes eingesetzt werden kann. Menschen, die damit drei bis vier Jahre lang behandelt wurden, wiesen mehr Knochenbrüche auf, vor allem an Füßen, Händen und Oberarmen. Besonders Frauen scheinen davon betroffen zu sein.

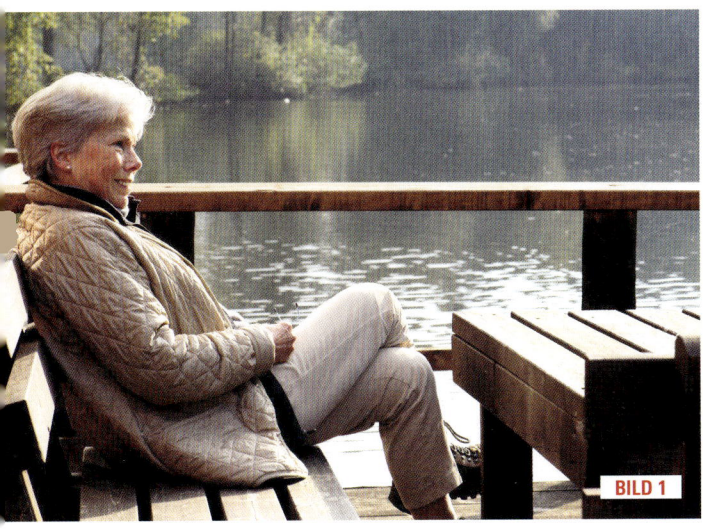

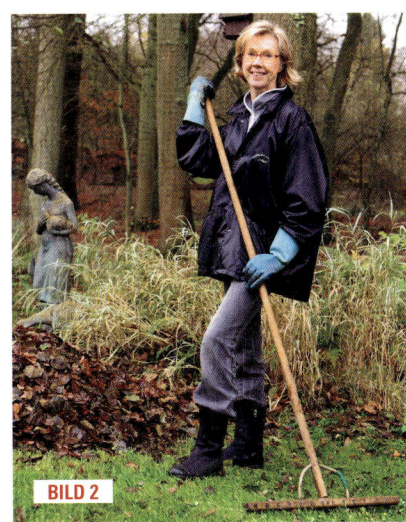

BILD 1

BILD 2

Möglicherweise wirken sich auch bestimmte Mittel gegen Sodbrennen und Speiseröhrenentzündung so aus. Oft werden dabei Medikamente verordnet, deren Wirkstoffname auf „prazol" endet, die sogenannten Protonenpumpenhemmer. Es gibt Hinweise, dass bei denjenigen, die solche Mittel kontinuierlich länger als fünf Jahre eingenommen hatten, vermehrt Oberschenkelhalsbrüche aufgetreten sind. Nach sieben Jahren betrafen die osteoporosebedingten Brüche auch andere Knochen. Drittes Beispiel Empfängnisverhütungsmittel: Bei manchen Frauen bleibt die Regelblutung aus, wenn sie ein Empfängnisverhütungsmittel verwenden, das als Hormon nur ein Gestagen enthält. Zu diesen gehören die Drei-Monats-Spritze Depot Clinovir®, das unter die Haut eingesetzte Stäbchen Implanon®, die Spirale Mirena® und die Minipille.

Immer, wenn während der fruchtbaren Jahre die Regelblutung länger als ein Jahr stoppt, steigt das Osteoporoserisiko.

Osteoporosevorbeugung mit Medikamenten

Mit einer Reihe von spezifisch wirkenden Medikamenten lässt sich einer Osteoporose nachweislich vorbeugen. Sie anzuwenden wird von den Ärzten dann empfohlen, wenn der bei einer DXA-Knochendichtemessung ermittelte T-Wert unter –2 liegt. Ist die Knochendichte noch nicht so weit zurückgegangen – liegt der T-Wert also zwischen 0 und –2 –, ist die Wirksamkeit dieser Mittel nicht nachgewiesen.

FÜR FRAUEN: Wirksame Arzneistoffe zur Osteoporosevorbeugung sind für Frauen nach den Wechseljahren Alendronat, Ibandronat, Risedronat und Zoledronat aus der Gruppe der Bisphosphonate, Östrogene und Raloxifen als Substanzen mit der Wirkung von Sexualhormonen, Parathyoidhormon und Teriparatid mit der Wirkung von Nebenschilddrüsenhormonen und Strontiumranelat.
FÜR MÄNNER ist eine ähnliche Wirksamkeit von Alendronat, Risedronat, Zoledronat und Teriparatid anzunehmen.

Für die genannten Wirkstoffe ist sicher nachgewiesen, dass sie im Verlauf von drei Jahren die Zahl der Wirbelkörperbrüche verringern können. Bei einigen Substanzen erstreckt sich dieser Effekt auch auf die Knochen in Armen und Beinen.

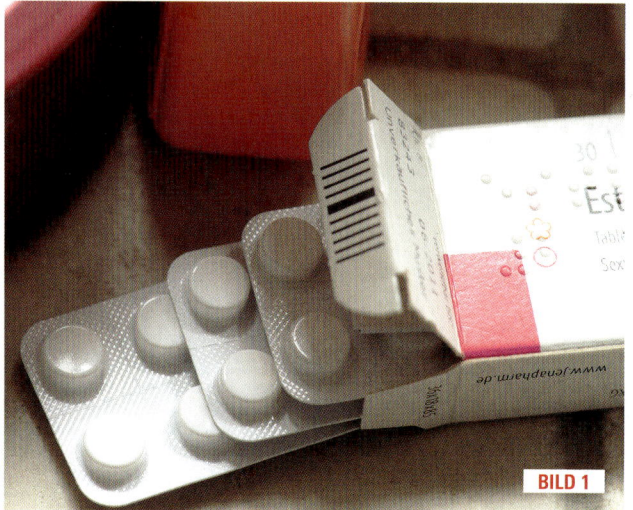

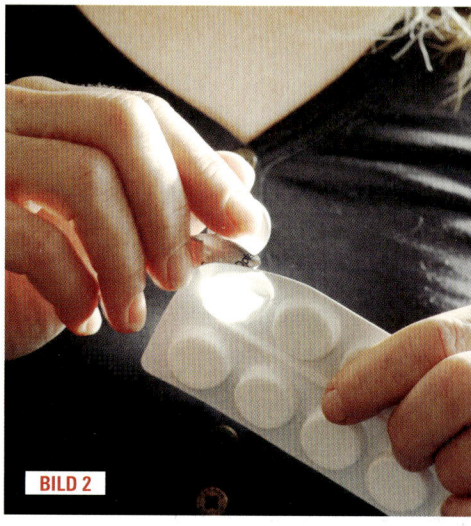

BILD 1

BILD 2

Möglicherweise hält die Wirkung auch länger an, aber das ist noch nicht verlässlich nachgewiesen.

Alle diese Wirkstoffe sind verschreibungspflichtig, doch in der Regel werden Ärzte in Deutschland nur drei von ihnen tatsächlich zur Vorbeugung von Osteoporose verordnen: für Frauen Risedronat, Östrogen und Raloxifen, für Männer nur Risedronat. Nur für diese drei Substanzen haben die Hersteller bei der Zulassungsbehörde für Arzneimittel Unterlagen vorgelegt, die ihre Wirksamkeit als Mittel zur Osteoporosevorbeugung nachweisen. Die anderen Wirkstoffe dienen der Behandlung einer nachgewiesenen Osteoporose.

Bisphosphonate: Risedronat

Bisphosphonate sind synthetische Phosphorverbindungen, die in die Knochen eingelagert werden und bei regelmäßiger Einnahme für eine Zunahme der Knochenmasse sorgen. Der knochenstabilisierende Effekt hält noch einige Zeit an, nachdem das Medikament abgesetzt wurde. Daher meinen manche Experten, dass die Einnahme beendet werden kann, wenn die Dichte der Hüftknochen um 3 bis 5 Pro-

zent und die der Wirbelknochen um 8 bis 10 Prozent zugenommen hat. Sollte im Jahr darauf allerdings wieder mehr als 8 Prozent der Knochendichte verloren gehen, muss die Einnahme doch fortgesetzt werden. Nach fünf Jahren sind die Knochen dann meist so gut vor Brüchen geschützt, dass die Einnahme definitiv beendet werden kann.

Für Bisphosphonat-Tabletten gibt es ungewöhnlich strikte Einnahmeregeln. Sie müssen ganz exakt eingehalten werden. Wird das vernachlässigt, können im Inneren der Speiseröhre schwere Schäden wie nach einer Verätzung die Folge sein.

Hormone: Östrogen

Bis zum Jahr 2002 haben weltweit viele Frauen in und nach den Wechseljahren Hormone angewendet. Einer der Gründe dafür war die Osteoporosevorbeugung. Und dieser Einsatz liegt nahe, denn der Knochenstoffwechsel wird von Östrogen, einem Sexualhormon, mit beeinflusst. Dieses Hormon wird bei Frauen vornehmlich von den Eierstöcken gebildet. Mit den Wechseljahren stellen sie jedoch ihre Tätigkeit ein. Dann findet sich im Blut nur noch eine geringe Östrogenmenge, die

BILD 1 Hormone nur für kurze Zeit
BILD 2 Mit Medikamenten Osteoporose vorbeugen

vor allem in den Zellen des Fettgewebes und den Nebennieren gebildet wird.

Dieses sind auch bei Männern die Produktionsorte von Östrogen. Viele mag das überraschen: Auch Männer haben weibliche Sexualhormone im Blut und auch bei ihnen verringert sich die Östrogenproduktion mit zunehmendem Alter. Das wirkt sich bei ihnen ebenso auf die Knochendichte aus. Wie sich gezeigt hat, haben Männer mit einer geringen Knochendichte im Bereich der Lendenwirbelsäule auffallend niedrige Östrogenwerte.

Doch weder bei Frauen noch bei Männern ist die Östrogeneinnahme eine empfehlenswerte Strategie, um Osteoporose vorzubeugen. Bei Männern würde die Anwendung von weiblichen Sexualhormonen alles beeinträchtigen, was der Wirkung ihrer Sexualhormone unterliegt.

Bei Frauen spricht das Risiko für Nebenwirkungen dagegen. Eine Hormonbehandlung zur Osteoporosevorbeugung müsste viele Jahre lang dauern. Dann fällt das Verhältnis von Nutzen und Risiko allerdings ungünstig aus. Bei Frauen, die nur Östrogen anwenden – diese Frauen haben keine Gebärmutter mehr und brauchen deshalb nicht noch zusätzlich ein Gestagen als zweites Sexualhormon einzusetzen –, steigt das Risiko für einen Schlaganfall. Frauen, deren Gebärmutter nicht entfernt wurde, müssen Östrogen und Gestagen kombiniert anwenden.

Bei ihnen steigt bei einer langjährigen Hormonbehandlung das Risiko für Herz-Kreislauf-Erkrankungen und das für Brustkrebs. Eine Osteoporosevorbeugung mit Hormonen ist allenfalls noch bei Frauen zu vertreten, die ein hohes Risiko für eine Osteoporose haben und andere wirksame Medikamente nicht vertragen oder bei denen sie aus individuellen Gründen nicht eingesetzt werden können.

Raloxifen

Raloxifen ist zwar kein Hormon, aber es vermittelt an den Knochen eine ähnliche Wirkung wie Östrogen. Durch die Einnahme von Raloxifen erhöht sich die Knochendichte und die Zahl der osteoporosetypischen Wirbelbrüche verringert sich. Allerdings ist noch unklar, ob Raloxifen auch die Häufigkeit von Oberschenkelhalsbrüchen senken kann. Nachteilig ist bei diesem Mittel, dass bei seiner Einnahme als unerwünschte Wirkung häufiger Thrombosen auftreten.

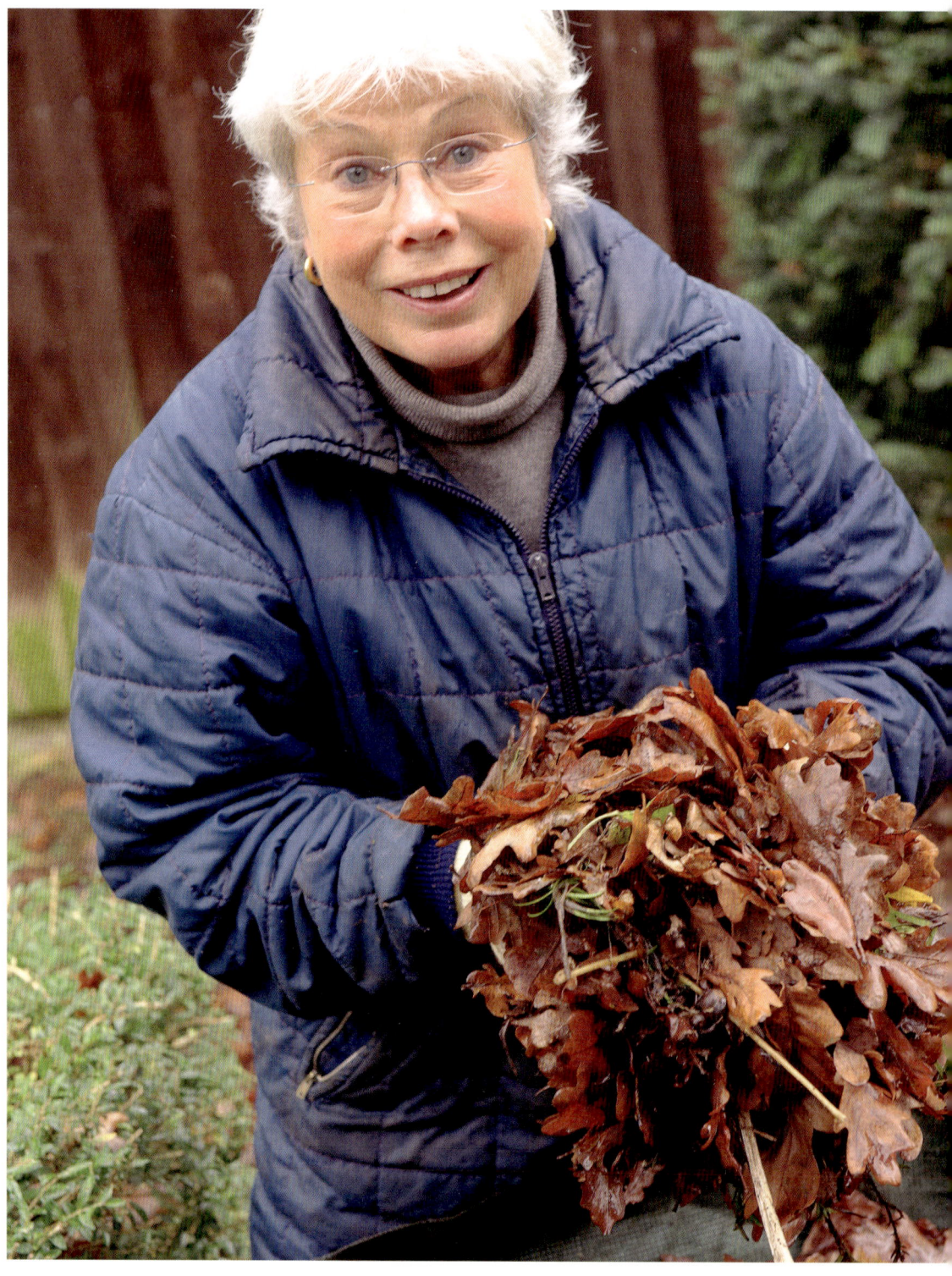

GEHIRN UND GEDÄCHTNIS

„Wie heißt der bloß? Ich weiß, ich kenne ihn, doch ich komme nicht auf seinen Namen." Solche Situationen kennt jeder. Genauso wie: „Wo ist denn bloß meine Brille?" und „Ich bin die Strecke schon gefahren, weiß aber nicht mehr: Muss ich jetzt nach links oder rechts?" Die übliche Vergesslichkeit nimmt mit dem Alter zu und kann sich auf mehr Bereiche ausdehnen. Dabei wächst die Furcht: Werde ich meinen Geist, meinen Verstand verlieren?

UMBAU IM DENKORGAN

Für die meisten Menschen ist das wohl die schrecklichste Vorstellung vom Alter: die Kontrolle über Wollen, Können, Gestalten, Denken zu verlieren.

Doch nur die Ruhe – vergessene Namen oder Daten sind noch nicht der unausweichliche Beginn einer Demenzerkrankung, wenn sich das Gehirn mit dem Alter auch, wie alle Körperteile, auf typische Weise verändert.

Grundlage all der komplizierten Prozesse, die sich im Gehirn abspielen, sind die Nervenzellen, ihre Verknüpfungen und die Botenstoffe, die die Informationen übertragen. Ein Teil der Nervenzellen geht mit dem Alter verloren. In vielen der verbleibenden sammeln sich Ablagerungen an, ihre Struktur verändert sich. Denken und empfinden kann man trotzdem ebenso gut wie vorher, vielleicht aber auf eine neue Art. Das ältere Gehirn kann hervorragend Erfahrungen verwerten, zu neuen Erkenntnissen verknüpfen. Es verliert sich weniger in Einzelheiten, sammelt weniger Fakten, sondern denkt eher in Zusammenhängen und Kategorien.

Situationen zu erfassen und daraus Schlüsse zu ziehen, dauert dagegen im Alter länger als in jungen Jahren, weil die Geschwindigkeit, mit der Botschaften übertragen werden, nachlässt. Während ein 20-Jähriger vielleicht zehn Sekunden braucht, um etwas zu begreifen und entsprechend zu handeln, braucht ein 60-Jähriger dafür etwa 12,5 Sekunden – ein entscheidender Unterschied, der im Straßenverkehr bei 80 km/h rund 55 Meter ausmacht.

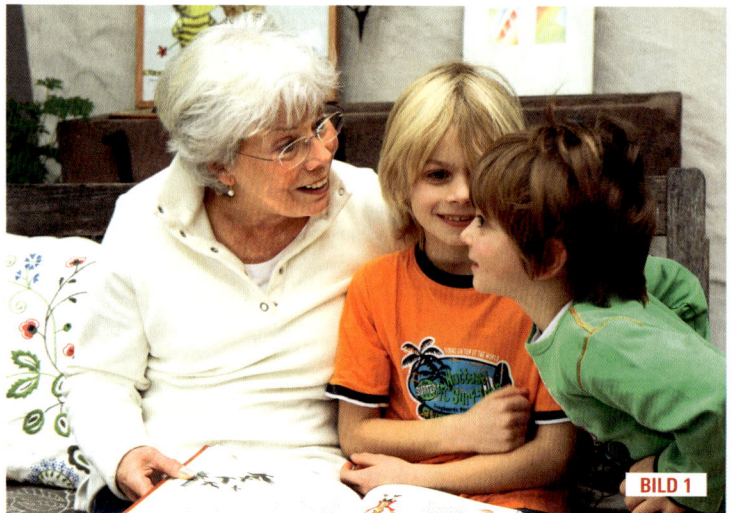
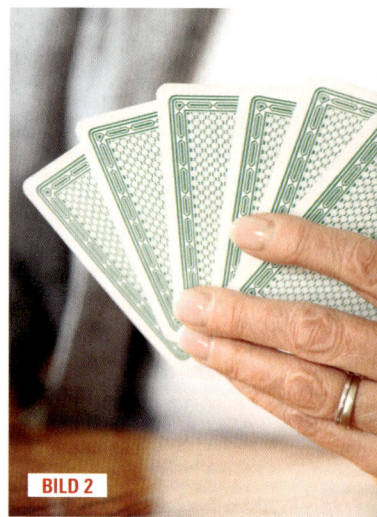

BILD 1

BILD 2

BILD 1 + 2 Für den Erhalt der geistigen Beweglichkeit ist der Kontakt mit anderen unerlässlich.

Man steht vom Schreibtisch auf, geht ans Regal und hat vergessen, was man nachschlagen wollte. Das Kurzzeitgedächtnis bekommt Lücken. Auch die Fähigkeit, sich lange Zeit auf etwas zu konzentrieren und dabeizubleiben, lässt nach. Etwas Neues zu lernen nimmt entschieden mehr Zeit in Anspruch. Wieder und wieder muss man Vokabeln wiederholen, bis sie tatsächlich sitzen. Es dauert einfach länger, bis neue Nervenverbindungen geknüpft sind.

Sich zu erinnern, zu vergessen, umzudenken und sich etwas Neues anzueignen – all das sind Umbauprozesse in der Organisation des Gehirns. Sie finden während des gesamten Lebens ständig statt und auch das in die Jahre gekommene Gehirn hört mit diesen Umbauten nicht auf, solange es gesund ist.

DENKEN UND ERINNERN ERHALTEN

Um die Fähigkeiten des Gehirns auszuschöpfen und zu erhalten, muss es gefordert werden. Während häufig benutzte Nervenkontakte verstärkt werden, verkümmern die ungenutzten. Durch ständiges Wiederholen bilden sich im Gehirn größere Netzwerke und das aktivierte Areal dehnt sich aus. Wer sich im Lauf seines Lebens häufig mit vielschichtigen Sachverhalten auseinandergesetzt hat, wer für Probleme immer wieder neue Lösungswege ausprobiert hat, hat die Fähigkeit seines Gehirns gestärkt, sich neu zu organisieren und anzupassen. Es ist daran gewöhnt, sich ständig umbauen zu müssen. Diese Anpassungsfähigkeit ist für das Gehirn eine Art Reserve, von der es später zehren kann.

Für den Erhalt der geistigen Beweglichkeit ist der Kontakt mit anderen Menschen und neuen Situationen unerlässlich. Die sich dabei ergebenden Herausforderungen fordern und fördern das Denkorgan mehr als Denksportaufgaben wie Kreuzworträtsel oder Sudokus. Reisen bildet auch heute noch, wo Fernsehbilder zwar

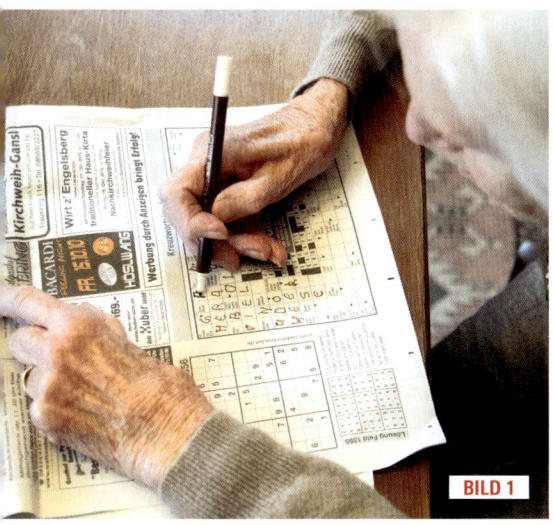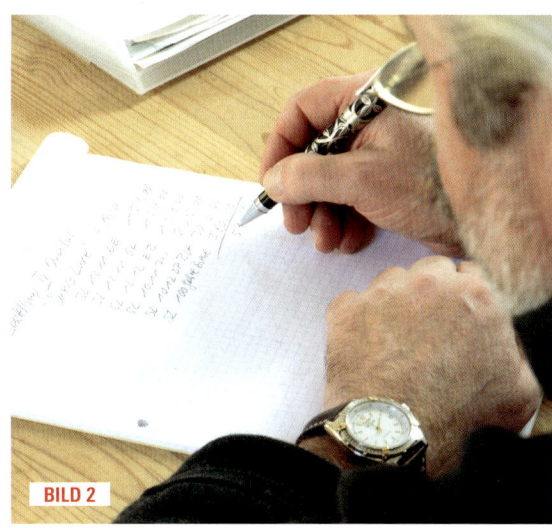

BILD 1 **BILD 2**

BILD 1+ 2 Wer übt, kann sich Wörter und Zahlen gut merken

die Welt ins Haus tragen, der Zuschauer die fremde Welt aber nicht am eigenen Leib erlebt. Wer als Leihoma oder -opa tätig ist, hält Anschluss an die Jugend. Engagements im Sportverein, Sozialkaufhaus, in der Bürgerstiftung und Ähnlichem halten Geist und Psyche wach. Hierbei kommt etwas zum Tragen, was technisch ausgerichtete Programme nicht bieten: Das täglich Erlebte, das individuell wichtig erscheint, das das Innere anrührt, das Freude oder auch mal Ärger bereitet, landet eher im Langzeitgedächtnis als neutrale Informationen.

Die Chancen, bis ins hohe Alter hinein geistig leistungsfähig zu sein, sind gut, wenn man seinen Intellekt jeden Tag herausfordert und sich dabei wohlfühlt und Freude empfindet. Anstrengung schadet dabei nichts – es sei denn, sie artet in Stress aus.

Gehirnjogging

Aufbau durch Training, Abbau bei Nichtgebrauch – was bei Muskeln funktioniert, müsste doch auch beim Gehirn möglich sein. Und wirklich: Nach einem gezielten Training geistiger Leistungen ist tatsäch-

lich mehr möglich als vorher. Der Vorteil ist unverkennbar. Wer geübt hat, sich Zahlenreihen zu merken, kann tatsächlich mit Zahlen besser umgehen. Wer Kreuzworträtsel gemacht hat, kann sich an Worte besser erinnern.

Dass sich das altersbedingte Nachlassen der geistigen Fähigkeiten mit gezieltem Training zumindest teilweise aufhalten lässt, hat eine sehr aufwendige US-amerikanische Studie belegt. Die Teilnehmer durchliefen zehn einstündige Sitzungen, in denen Gedächtnis, analytisches Denken und Denkgeschwindigkeit gefragt waren. Nach einem Jahr und nach drei Jahren gab es jeweils vier Auffrischungskurse. Fünf Jahre nach Studienbeginn wiesen die Teilnehmer in allem, was sie trainiert hatten, bessere Fähigkeiten auf als diejenigen, die nicht geübt hatten. Und sie waren auch besser dran als diejenigen, welche die Auffrischungskurse versäumt hatten.

Es bleibt aber das Problem: Die Effekte erstrecken sich nur auf den relativ schmalen Bereich, der trainiert wurde. Im Alltag muss jedoch keiner Denksportaufgaben lösen. Es hat wohl niemand einen Nach-

BILD 1 + 2 In einem gesunden Körper wohnt ein gesunder Geist!

teil, wenn er nicht auf Anhieb weiß, wie die Sandwüsten der Sahara heißen (mit drei Buchstaben). Die Frage ist vielmehr: Hilft das Trainierte, sich eine Fahrkarte am Automaten zu ziehen? Lässt sich der Einkauf für das Familienfest besser planen? Die Studienteilnehmer meinten, dass sich vor allem die Übungen im analytischen Denken auf ihre Alltagsfunktion positiv ausgewirkt hätten.

Allgemein lässt sich wohl sagen, dass die Art von „Gehirnjogging" am nützlichsten ist, bei der man lernt, neue Informationen zu suchen, sie zu verarbeiten und mit vorhandenem Wissen zu verknüpfen. Ein Instrument, das diese Möglichkeiten auf geradezu ideale Weise anbietet, ist das Internet. Doch viele ältere Menschen haben sich die digitale Welt noch nicht erschlossen. Nur gut 40 von 100 der 60- bis 69-Jährigen sind online, von den über 70-Jährigen sind es gar nur 16 von 100.

Mit verschiedenen Publikationen unterstützt die Stiftung Warentest Senioren, die sich auf den Weg machen wollen, beispielsweise mit den Ratgebern „Schritt für Schritt ins Internet" und „Freunde finden im Internet".

HIRNLEISTUNGSSTÖRUNG, DEMENZEN

Die Erkrankung, die der Arzt Alois Alzheimer Anfang des 20. Jahrhunderts entdeckte und die seinen Namen trägt, ist zum Inbegriff aller Abbaukrankheiten des Gehirns geworden. Doch die Alzheimer-Demenz ist nur eine von vielen Krankheiten, bei denen unter anderem die Fähigkeiten, sich zu erinnern, zu orientieren und zu denken, nach und nach verloren gehen. Die Krankheit verändert das Wesen und Verhalten der Betroffenen grundlegend.

Bei Demenzerkrankungen gehen im Laufe der Zeit immer mehr Nervenzellen zugrunde. Bei einer Demenzform liegt die Ursache dafür in Durchblutungsstörungen. Für einige andere gibt es vermutlich eine genetische Anlage. Bei den meisten ist die Ursache aber unbekannt. Lediglich, was sich in den Nervenzellen abspielt und zu ihrem Untergang führt, ist für manche Demenzformen schon recht gut untersucht.

Demenzerkrankungen vorbeugen zu können, wäre ein großer Segen für alle. Mit großer Sicherheit ist es hilfreich, das zu begrenzen, was die Blutgefäße gefährdet, allen voran hohen Blutdruck. Weniger sicher ist, wie viel die Lebensgestaltung und Medikamente zur Demenzvorbeugung beitragen können. Auf der anderen Seite gibt es handfeste Belege dafür, dass Östrogen und Vitamin E in einer Dosierung von mehr als 400 I.E. am Tag das Risiko für Demenzerkrankungen erhöhen. Weitere Risiken der Einnahme von Vita-

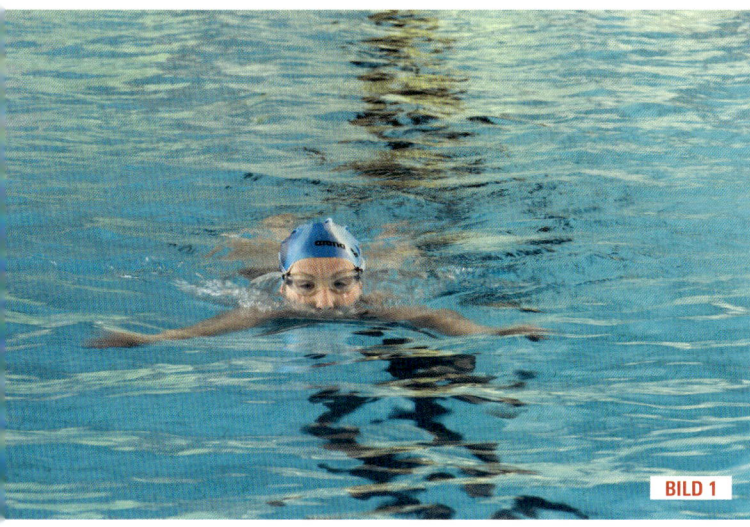

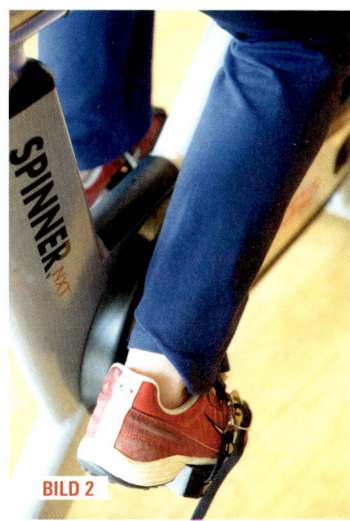

BILD 1   BILD 2

min E sind unter Vitamin C, Vitamin E auf Seite 102 beschrieben.

Bewegung

Eigentlich wussten es schon die Menschen im antiken Rom. „Mens sana in corpore sano" – in einem gesunden Körper wohnt ein gesunder Geist. Dass körperliche Aktivität wirklich taugt, um Demenzerkrankungen vorzubeugen, hat inzwischen die moderne Wissenschaft nachgewiesen. Im Jahr 2003 ist eine Zusammenschau aller verfügbaren Studien zu dem Schluss gekommen: Eine gute Fitness verbessert die allgemeine geistige Leistungsfähigkeit. Auch bei älteren Menschen kann ein Fitnesstraining die geistige Frische erhalten. Letztlich scheinen die Verbesserungen bei Herz und Gefäßsystem die Lebensuhr ein wenig zurückzudrehen, mit der Folge, dass die Aktivität der Nervenzellen eher denen jüngerer Menschen ähnelt.

Nichts anderes erbrachte eine ungewöhnliche Studie aus Schottland. Sie begann im Jahr 1932. Die 460 Teilnehmer, die auf ihre geistigen Fähigkeiten getestet wurden, waren zu der Zeit elf Jahre alt. 68 Jahre später mussten die dann noch lebenden, nun 79 Jahre alten Personen den gleichen Test noch einmal absolvieren. Zugleich wurden Merkmale ihrer körperlichen Leistungsfähigkeit erfasst. Diejenigen, die körperlich fit waren, waren auch im Kopf relativ beweglich.

Im Jahr 2008 veröffentlichte dann noch eine internationale Forschergruppe eine zusammenfassende Auswertung von elf Studien. Die Teilnehmer waren 55 Jahre und älter. Auch hier ließ sich feststellen, dass eine gute körperliche Kondition mit einer guten geistigen Leistungsfähigkeit einhergeht. Die, die gut abgeschnitten hatten, konnten ihre Bewegungen besser koordinieren, sie konnten besser hören, Gesehenes rascher erfassen und die sie erreichenden Informationen in kürzerer Zeit verarbeiten. Diese Studienteilnehmer hatten ein gesundheitsorientiertes Ausdauertraining gemacht, während die anderen, mit denen das Ergebnis verglichen wurde, nicht besonders trainiert hatten.

An dieser Stelle soll noch einmal ganz deutlich darauf hingewiesen werden, dass mit „Menschen" Männer UND Frauen gemeint sind. Lange Zeit waren Frauen nicht gemeint, wenn es um regelmäßiges Training ging – vom Hochleistungssport einmal abgesehen. Für das vermeintlich „schwache Geschlecht" wurden allenfalls Gymnastik und Tanz als geeignet angesehen. Dauerlauf galt als unweiblich und für Krafttraining schienen sie schon gar nicht geschaffen. Dabei profitieren auch Frauen ganz entschieden von regelmäßiger körperlicher Aktivität. Das müssen nicht einmal anstrengende Laufkurse sein. Auch diejenigen, die pro Woche ungefähr eineinhalb Stunden in moderatem Tempo walken, sind geistig fitter als die Bequemen, und der altersbedingte Abbau verläuft bei ihnen langsamer.

Am besten fängt man schon vor dem Rentenalter mit der Bewegung an. Denn mindestens zweimal pro Woche in der Freizeit körperlich aktiv zu sein, wird im Alter mit einem verringerten Risiko für Demenzen belohnt. Und wer diesen Zeitpunkt verpasst hat, steigt eben später ein, die Gesundheit dankt es zu jeder Zeit.

Sogar Menschen, deren Alzheimer-Risiko als erhöht eingeschätzt wird, sollten es mal mit etwas mehr Bewegung versuchen. In einer australischen Studie motivierte man knapp 70-jährige Menschen, ihre durchschnittliche körperliche Aktivität um etwa 20 Minuten pro Tag zu steigern, indem sie walkten, schwammen oder Fahrrad fuhren. Nach einem halben Jahr hatte sich ihre geistige Leistungsfähigkeit tatsächlich verbessert – allerdings nur minimal. Der Fortschritt ließ sich zwar ertesten, aber weder die Teilnehmer noch ihre Angehörigen konnten den Unterschied wahrnehmen.

Dennoch macht sicher niemand etwas falsch, wenn er körperlich aktiver wird – schon gar nicht, wenn er merkt, dass das Gedächtnis langsam nachlässt.

Ernährung

Die mediterrane Ernährungsweise (siehe Seite 36) ist nach heutigem Wissen in jeder Hinsicht das Richtige, um gesund zu altern. Auch dem Gehirn scheint sie zumindest nicht zu schaden. Ob sie hilft, Demenzerkrankungen vorzubeugen, konnten 2008 Fachleute, die die gesamte Literatur dazu durchgesehen hatten, nicht mit Sicherheit sagen. Dennoch rieten sie, den Verzehr von Fett generell gering zu halten, mehr Fisch zu essen und denjenigen, die alkoholische Getränke nicht grundsätzlich ablehnen, zu ein, zwei Gläsern Wein am Tag.

Inzwischen bestärkt eine weitere Studie den Nutzen einer mediterranen Ernährungsweise zur Vorbeugung vor Alzheimer. Fast 2 200 Über-65-Jährige US-Amerikaner machten Angaben zu ihrer Ernährungsweise und wurden nach vier Jahren auf ihre geistige Gesundheit untersucht. Bei denjenigen, die viel Obst und Gemüsearten wie Tomaten, Kohl, Rettich, Radieschen und grüne Blattgemüse sowie Nüsse, Fisch und Geflügel, aber nur selten Milchprodukte mit hohem Fettgehalt, Butter, Innereien, Schweine- und Rindfleisch verzehrten, trat erkennbar seltener eine Alzheimererkrankung auf. Das reicht zwar immer noch nicht, um zu sagen, sich so zu ernähren, schützt vor Alzhei-

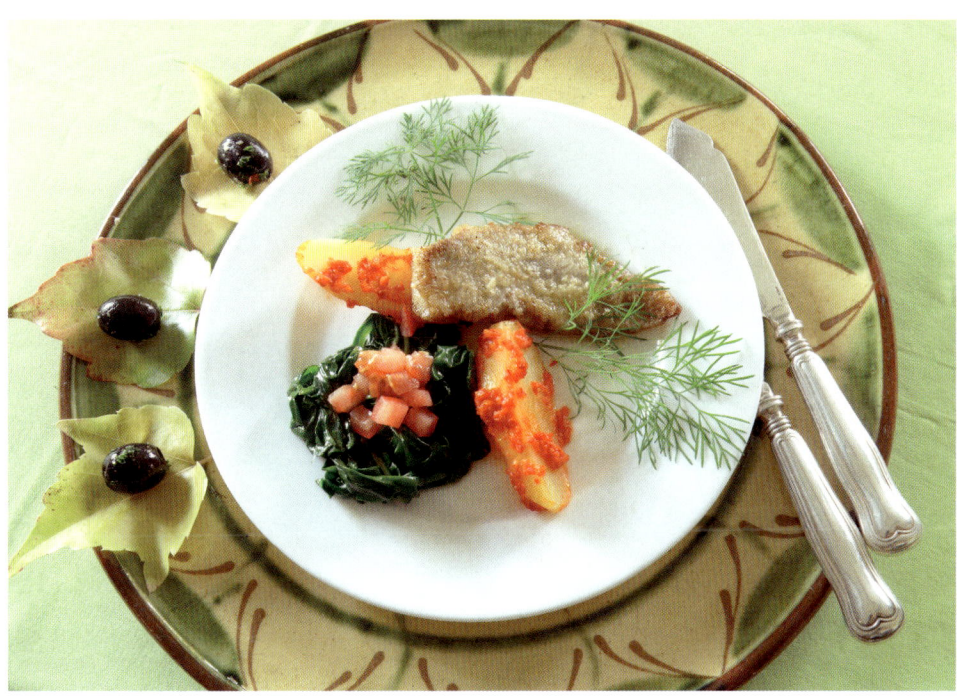

mer, doch wer sein Alzheimerrisiko senken möchte, macht wohl kaum etwas falsch, wenn er sich mediterraner Kost zuwendet.

Die Erklärung für diesen Effekt wird wieder in den aggressiven Sauerstoffmolekülen gesucht, die auch bei der Hirnalterung eine wichtige Rolle spielen. Gerade bei der Alzheimer-Demenz sind sie von Bedeutung. Diese Sauerstoffmoleküle können von Substanzen unschädlich gemacht werden, die die mediterrane Ernährungsweise reichlich liefert.

Rauchen

Der Rauch von Zigaretten vernebelt nicht nur die Sicht. Rauchen hat sich auch eindeutig als Risikofaktor für Demenzerkrankungen erwiesen. Mit dem Rauchen aufzuhören, sollte also zur Strategie der Demenzvorbeugung gehören. Doch das Rauchen zu lassen, fällt vielen schwer. Wer dabei Hilfe braucht, kann sich zum Beispiel auf der Internetseite der Bundes-

zentrale für gesundheitliche Aufklärung informieren: www.rauchfrei-info.de.

Gewicht

Auch zwischen Körpergewicht und Abbauerscheinungen des Gehirns scheint es einen Zusammenhang zu geben. Zumindest legt das die Arbeit von Wissenschaftlern in verschiedenen Labors und Kliniken weltweit nahe.

Sie fanden heraus, dass ein erhöhtes Körpergewicht mit einem geringen Gehirngewicht einhergeht. Allerdings ist noch offen, ob das ansteigende Körpergewicht die Nervenzellen schwinden lässt oder ob umgekehrt ein Verlust an Nervenzellen das Dickwerden begünstigt. Und auch hier liegt das Heil in Bewegung. Regelmäßige körperliche Aktivität kann den Abbau bremsen und natürlich das Gewicht verringern.

Eine US-amerikanische Forschergruppe bestätigt diesen Zusammenhang. Seit Ende der 1940-er Jahre wird eine Gruppe von Menschen im Rahmen einer Studie immer wieder kontrolliert. Es fiel auf, dass diejenigen, die in mittleren Jahren fettleibig sind, im Alter eher eine Demenz bekommen als schlanke Altersgenossen. Besonders auffällig war der Zusammenhang von üppigen Polstern am Bauch und einem geringen Hirnvolumen.

Vitamin C, Vitamin E

Zu den Antioxidanzien, die aggressive Sauerstoffmoleküle unschädlich machen können, gehören unter anderem die Vitamine C und E. Es ist intensiv untersucht worden, ob sie zur Alzheimervorbeugung taugen. Doch auch hier heißt die Antwort: leider Nein.

Durch Vitamin C und E lassen sich im Laborversuch und bei Untersuchungen an Tieren tatsächlich Zellschäden durch Sauerstoffradikale vermeiden. Beobachtungen an Menschen gingen mal zugunsten der Vitamine aus, mal waren sie ohne Einfluss auf die Alzheimerhäufigkeit.

Es gibt allerdings bisher noch keine Studien, wie sie notwendig sind, um etwas über die tatsächlichen Eigenschaften dieser Vitamine als Vorbeugemittel zu erfahren, die ihren Nutzen belegen. Ob sie als Vorbeugemittel taugen, ist mithin ungewiss.

VITAMIN C: WO IST ES DRIN?

Für gesunde Erwachsene wird eine Tagesmenge von 100 Milligramm Vitamin C empfohlen. In 100 Gramm essbarer Anteil sind enthalten:

Johannisbeere, schwarz	177 Milligramm
Paprika	117 Milligramm
Rosenkohl	112 Milligramm
Grünkohl = Braunkohl	105 Milligramm
Brokkoli	94 Milligramm
Rotkohl	57 Milligramm
Erdbeere	57 Milligramm
Spinat	51 Milligramm
Orangensaft, frisch	49 Milligramm
Kiwi	44 Milligramm
Mango	37 Milligramm
Honigmelone	32 Milligramm

VITAMIN E: WO IST ES DRIN?

Für gesunde Erwachsene wird eine Tagesmenge von 12–15 Milligramm Vitamin E empfohlen. In 100 Gramm essbarem Anteil sind enthalten:

Weizenkeimöl	174 Milligramm
Sonnenblumenöl	63 Milligramm
Distelöl	44 Milligramm
Haselnüsse	26 Milligramm
Mandeln	26 Milligramm
Pflanzenmargarine	16 Milligramm
Erdnüsse	11 Milligramm

In dieser Situation bekommen die unerwünschten Wirkungen ein besonderes Gewicht. Sie wurden in einer Übersichtsarbeit offenkundig, die insgesamt mehr als 135 000 Teilnehmer aus 19 Studien einschloss. Da zeigte sich, dass eine Vitamin-E-Einnahme von mehr als einem Jahr das Risiko erhöht, vorzeitig zu sterben. Es war umso größer, je höher die Vitamin-E-Dosierung war. Die Schlussfolgerung: Bei mehr als 150 I.E. Vitamin E am Tag steigt das Sterberisiko; Dosierungen von 400 I.E. Vitamin E sollten in jedem Fall unterbleiben.

Hochdosiertes Vitamin C ist zwar nicht so gefährlich wie Vitamin E, weil es aber keinen Nachweis für seine vorbeugende Wirksamkeit bei Demenzerkrankungen gibt, gibt es keinen Grund für seine Einnahme.

Folsäure

Ein geringer Gehalt an Folsäure im Blut, verbunden mit hohen Homozysteinwerten, gilt als Risikofaktor für Herz-Kreislauf-Erkrankungen (siehe Seite 63). Aber auch mit einem raschen Abbau geistiger Leistungsfähigkeit wird Folsäuremangel in Verbindung gebracht. Vor allem für Demenzen wird Folsäuremangel inzwischen als eine von vielen möglichen Ursachen mit angeführt. Lässt sich daraus eine Vorbeugestrategie ableiten? Vielleicht für diejenigen, denen es tatsächlich an Folsäure mangelt und die zugleich einen erhöhten Homozysteinspiegel haben. Denn nachdem Menschen mit Folsäuremangel und erhöhtem Homozysteinspiegel drei Jahre lang 800 Mikrogramm Folsäure täglich eingenommen hatten, waren ihr Gedächtnis deutlich besser und ihre Auffassungsgeschwindigkeit erheblich größer als zu erwarten.

Möglicherweise kann noch eine weitere, sehr spezielle Personengruppen von einer Folsäureeinnahme einen Nutzen haben. Und zwar Menschen mit Alzheimer Demenz, die mit Medikamenten wie Donepezil (Aricep®), Galantamin (Reminyl®) oder Rivastigmin (Exelon®) behandelt werden. Bei ihnen verbesserte sich die Fähigkeit, im Alltag zurechtzukommen und mit anderen Menschen umzugehen. Bevor daraus aber eine abgesicherte Empfehlung werden kann, sind weitere klinische Studien notwendig.

Letztlich liegen aber erst wenige Studien vor, die den Einfluss von Folsäure auf das altersbedingte Nachlassen der geistigen Leistungsfähigkeit bei ansonsten gesunden Personen untersuchen. Und die bisherigen positiven Hinweise bedeuten nicht, dass die Einnahme von Folsäure allen zu empfehlen wäre. Schließlich kann sie bei denjenigen, die einen Mangel aufweisen, anderes bewirken als bei denjenigen, die gut versorgt sind. Allerdings wird immer wieder registriert, dass die Bundesbürger bei Weitem nicht so viel Folsäure aufnehmen, wie es für notwendig gehalten wird. Es ist also nicht auszuschließen, dass tatsächlich bei vielen Menschen ein unbemerkter Folsäuremangel besteht. Bevor man jedoch nun zur Pillenschachtel

BILD 1 „Dieses Baumes Blatt, der von Osten/Meinem Garten anvertraut, (..)"
– Goethe verfasste ein Gedicht auf den Ginkgo-Baum
BILD 2 Mit vielerlei Wirkstoffen wird versucht, das Gehirn fit zu halten

greift, ist auch noch das Risiko zu bedenken. Denn da steht die Frage im Raum, ob eine gezielte Zufuhr von Folsäure nicht das Krebsrisiko erhöhen kann. Dieser Verdacht kam bei Auswertung einer norwegischen Studie auf, in der mehr als 6 000 ältere Menschen mit Herzerkrankungen sieben Jahre lang Folsäure eingenommen hatten, um das Fortschreiten ihrer Krankheit zu bremsen. Bei ihnen fiel eine erstaunlich große Zahl von Krebsneuerkrankungen auf, vor allem von Lungenkarzinomen. Spätere Untersuchungen bekräftigten diesen Verdacht zwar nicht, aber eine Unsicherheit bleibt.

Solange die Frage der Sicherheit der Einnahme nicht eindeutig beantwortet ist, bleibt als garantiert unschädliche und sicher nützliche Empfehlung, sich folsäurereich zu ernähren (siehe „Folsäure: Wo ist sie drin?", Seite 64). Folsäure auf diese Weise aufzunehmen, hat keine solchen negativen Begleiterscheinungen. Die isoliert eingenommene chemische Substanz wirkt wohl doch anders als der Inhaltsstoff eines Naturprodukts, der von einer Vielzahl weiterer Stoffe begleitet wird.

Omega-3-Fettsäuren

Das Gehirn besteht zu 60 Prozent aus Fett. Einen wichtigen Anteil machen dabei die Omega-3-Fettsäuren aus. Ohne sie kann das Gehirn nicht wachsen und sich entwickeln. Doch nicht nur in der Kindheit sind diese Fettsäuren nötig, das ganze Leben über sind sie wichtig für die Funktion von Nerven und Gehirn. Es ist auffällig,

dass bei Menschen, deren Hirnleistung rasch nachlässt oder bei denen bereits eine Demenz beginnt, die Konzentration an diesen Fettsäuren gering ist. Und es gibt auch die umgekehrte Beobachtung: Menschen mit einer geringen Zufuhr von Omega-3-Fettsäuren haben ein erhöhtes Risiko für Demenzerkrankungen. In Tiermodellen ließ sich die Ausprägung von Alzheimer-Demenz durch Anreicherung der Nahrung mit Omega-3-Fettsäuren verzögern, die geistige Leistungsfähigkeit verbesserte sich. Das hat zu einer Reihe von Studien geführt, die Aufschluss über eine vorbeugende Wirksamkeit von Omega-3-Fettsäuren vor Hirnleistungsstörungen bei Menschen geben sollten. Aus diesen Studien ergeben sich Hinweise darauf, dass ein hoher Fischkonsum und die Einnahme von Omega-3-Fettsäuren in Präparaten das Risiko für Alzheimer-Demenz verringern könnte. Allerdings waren sie nicht so aufgebaut, dass ihr Ergebnis schon als Nachweis gewertet werden kann. Daher lautet das Fazit zur Vorbeugung von Hirnleistungsabbau durch Omega-3-Fettsäuren: Der Nachweis, dass sie nützlich sind, ist nicht erbracht; seinen Konsum an fettem Fisch zu steigern, ist aber sicherlich nicht verkehrt. Welche Lebensmittel Sie dafür bevorzugen sollten, finden Sie auf Seite 59 unter „Omega-3-Fettsäuren: Wo sind sie drin?"

Ginkgo

Mit den charakteristischen Blättern von Ginkgo biloba, dem Baum, dem Goethe

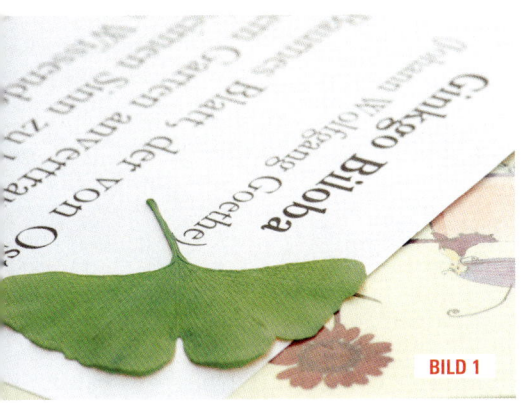

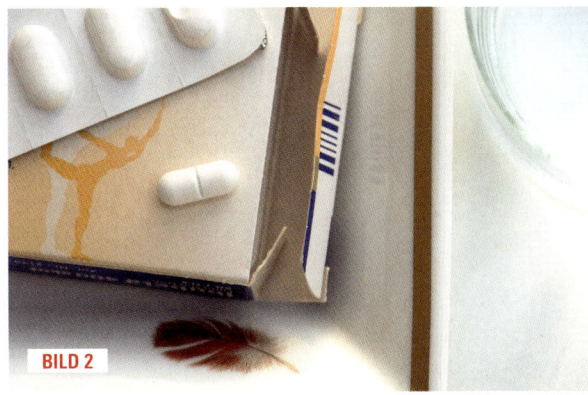

BILD 1 BILD 2

ein Gedicht widmete, verbindet sich die Hoffnung, ihr Extrakt könne die geistige Frische erhalten. Doch leider einmal mehr: Die Hoffnung trügt. Das zumindest legt eine Studie nahe, in der mehr als 3 000 Senioren über 75 Jahre sechs Jahre lang Ginkgo-Extrakt eingenommen hatten. Bei ihnen gab es nicht weniger Demenzerkrankungen als unter den Personen, die das Mittel nicht eingenommen hatten. Nicht einmal das Gedächtnis oder andere geistige Fähigkeiten haben sich durch die Einnahme des Pflanzenextrakts gebessert. Ob mit oder ohne Ginkgoextrakt – die Senioren alterten alle so, wie es zu erwarten war.

Ginseng

Auch der Extrakt der Wurzel von Panax ginseng, einer Pflanze mit asiatischer Heiltradition, ist überprüft worden. Die Frage war, ob er verhindern kann, dass die Erinnerungsfähigkeit älterer Herrschaften nachlässt, oder ob er sie bei Personen mit bereits eingeschränkter Hirnfunktion sogar verbessern kann. Die Studien zu dieser Frage wurden von einer internationalen Gruppe von Wissenschaftlern gemeinsam ausgewertet. Ihre Schlussfolgerung: Die Studiendaten zu Ginseng sind uneinheitlich. Es gibt keinen überzeugenden Nachweis, dass er die Erinnerungsfähigkeit erhält oder verbessert. In Korea wurde

gut 18 Jahre lang das Leben von mehr als 6 000 Ginsengverwendern, die älter als 55 Jahre waren, weiter verfolgt. Bei den Männern lag die Sterblichkeit tatsächlich unter der, die zu erwarten war. Bei den Frauen ließ sich ein solcher Effekt dagegen nicht feststellen. Allerdings handelt es sich hier um die Beobachtung in einer Bevölkerungsgruppe. Als Nachweis einer lebensverlängernden Wirksamkeit von Ginseng ist das bei Weitem noch nicht zu werten.

NSAR

NSAR – das ist jene Gruppe von Medikamenten, die Menschen mit Gelenkproblemen das Leben erleichtern sollen. NSAR ist das Kürzel für nichtsteroidale Antirheumatika. Zu den NSAR gehören zum Beispiel Ibuprofen und Diclofenac. Möglicherweise können diese Mittel aber noch mehr als Schmerzen lindern und Entzündungen bremsen, nämlich einer Alzheimer-Demenz vorbeugen. Das zumindest legten bereits 1996 Beobachtungen nahe, die 2003 noch einmal bestätigt wurden. Zwei Jahre später wertete man alle verfügbaren Studien zu den demenzvorbeugenden Fähigkeiten von NSAR gemeinsam aus. Bei den Studienteilnehmern, die länger als zwei Jahre NSAR eingenommen hatten, traten Alzheimer-Demenzen tatsächlich seltener auf.

Diese frohe Kunde hat allerdings zwei Haken: die Art der Studien und die Nebenwirkungen. Die bisherigen Untersuchungen waren sogenannte Beobachtungsstudien. Das bedeutet, die Menschen hatten aus irgendeinem Grund NSAR eingenommen und nach einiger Zeit wurde gezählt, wie viele von ihnen Alzheimer bekommen hatten. Um Aussagen über eine Vorbeugestrategie zu erhalten, müssten die Studien jedoch in die Zukunft hinein geplant sein. Dafür werden zwei Gruppen von Teilnehmern gebildet, von denen die eine NSAR gezielt zu dem Zweck einnimmt, Demenzen vorzubeugen, und die andere Gruppe nimmt ein Scheinmedikament ein. Wenn nach Jahren dann in der ersten Gruppe erheblich weniger Demenzen auftreten als in der anderen Gruppe, ist das ein starker Hinweis, dass NSAR Demenzen vorbeugen könnten.

Eine solche Studie wurde im Jahr 2007 vorzeitig abgebrochen, weil das Gesundheitsrisiko für die Behandelten zu groß geworden war. Ein Nutzen im Sinne einer Demenzvorbeugung war nicht zu erkennen, stattdessen traten die Nebenwirkungen der Medikamente deutlich zutage. Auch weitere Studien endeten mit negativem Ergebnis.

NSAR können die Magen- und Darmschleimhaut sehr angreifen. Dieses Risiko ist bei einer Dauereinnahme, wie sie zur Demenzvorbeugung notwendig wäre, erheblich größer, als wenn die Medikamente nur begrenzte Zeit eingenommen werden, um Gelenkschmerzen zu lindern.

Zurzeit lautet das Fazit daher: Die dauerhafte Einnahme von NSAR zur Vorbeugung vor Demenzerkrankungen kann niemandem empfohlen werden.

Darüber hinaus sind in einigen Studien, in denen NSAR dauerhaft eingenommen wurden, vermehrt Herzinfarkte und Schlaganfälle aufgefallen. Möglicherweise hängt das mit der ungünstigen Wirkung dieser Medikamente auf Herz und Kreislauf zusammen.

Statine

Zur Behandlung von Fettstoffwechselstörungen ist der Nutzen dieser verschreibungspflichtigen Medikamente unbestritten (siehe Seite 69). Mittlerweile werden die Wirkstoffe jedoch als Vorbeugemittel für eine ganze Reihe von Erkrankungen erprobt, so auch für Demenzen. Ob dieser Ansatz lohnenswert ist, untersuchte ein internationales Forschergremium, indem es alle verfügbaren hochwertigen Studien zu dieser Frage gemeinsam auswertete. Auf diese Weise überschaut man die Behandlung von 26 000 Teilnehmern. Das Ergebnis ist betrüblich: Es bringt nichts. Bei denjenigen, die Statine eingenommen hatten, traten Demenzen ebenso oft auf wie bei den Personen, die die Mittel nicht erhalten hatten. Zwar fällt in entsprechenden Untersuchungen tatsächlich ein Zusammenhang zwischen hohem Cholesterinspiegel und Demenzen auf, doch für die geistige Gesundheit bringt es nichts, wenn man den Cholesterinspiegel mit Medikamenten senkt.

Hormone

Nach verschiedenen Studien an Bevölkerungsgruppen kam die Hoffnung auf, eine Behandlung mit Östrogenen und Gestagenen könne Frauen nach den Wechseljahren vor Demenzen schützen. Bis zum Beginn dieses Jahrtausends wurden Frauen die Vorteile einer Hormonbehandlung nach den Wechseljahren in den schönsten Farben ausgemalt. Auch das Argument, sich damit vor Demenzen zu bewahren, gehörte dazu. Bei intensiverer Forschung stellte sich die Hormonbehandlung jedoch als risikoreicher heraus als gedacht (siehe Seite 93).

Auch die Idee der Demenzvorbeugung lässt sich nicht mehr halten. Jetzt ist vielmehr klar: Bei Frauen über 65 Jahre, die Östrogen und Gestagen anwenden, ist die geistige Leitungsfähigkeit ebenso häufig leicht eingeschränkt wie bei denen, die ohne Hormone auskommen. Doch was viel schlimmer ist: Ihr Risiko, eine echte Demenz zu entwickeln, ist erhöht. Dieser Zusammenhang ist mittlerweile so sicher geklärt, dass eine Hormonbehandlung nach den Wechseljahren zu den Risikofaktoren für Demenzerkrankungen gezählt wird. Auch Frauen, bei denen es bereits Zeichen einer beginnenden oder mittelschweren Alzheimer-Erkrankung gibt, helfen Östrogene nicht. Weder verbessern sich ihre geistigen Fähigkeiten noch verlangsamt sich der Krankheitsprozess.

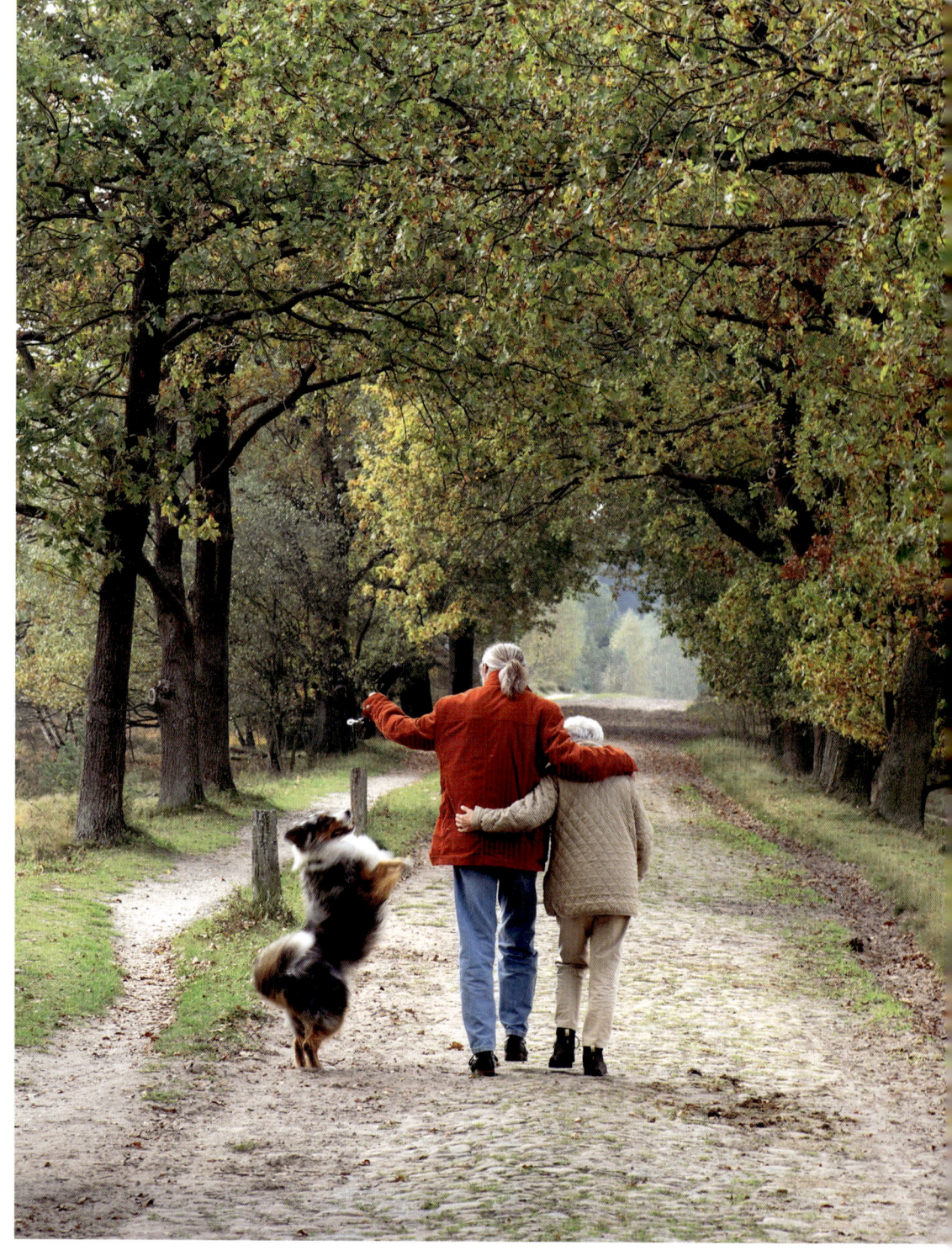

SEXUELL AKTIV BLEIBEN

Haut an Haut, näher noch als nah, gemeinsame Höhenflüge. Sex behält auch dann seine beflügelnde Kraft, wenn die Hormonproduktion nachlässt. Denn an den Hormonen liegt es nicht, wenn die sexuelle Aktivität im Alter zurückgeht.

ES LIEGT NICHT AN DEN HORMONEN

Dennoch fällt der Verdacht sofort auf die (Sexual-)Hormone, wenn irgendwann jenseits der 50 etwas nicht mehr so ist, wie es früher mal war. Und in der Tat unterscheidet sich der Hormonspiegel 60-Jähriger von dem 30-Jähriger. Bei Männern verringert sich die Blutkonzentration von Testosteron – also des typischen männlichen Sexualhormons – ab dem 40. Lebensjahr jedes Jahr um 1 bis 2 Prozent. Bei Übergewichtigen ist der Verlust größer, ebenso bei Männern mit chronischen Erkrankungen. Bei etwa einem Fünftel der 60-Jährigen und der Hälfte der 80-Jährigen liegt der Hormonspiegel unter dem, den man für junge Männer als normal ansieht. Die anderen können sich, was den Testosteronspiegel angeht, durchaus mit jüngeren Männern messen. Welcher Testosteronwert allerdings als altersentsprechend normal angesehen wird, darüber sind sich die Wissenschaftler bisher nicht einig.

Obwohl die Zahl der befruchtungsfähigen Spermien mit dem Alter abnimmt, können Männer trotzdem zeugungsfähig bleiben. Frauen dagegen haben nach den Wechseljahren keine Möglichkeit mehr, ein Kind auszutragen. Ihr vorherrschendes Sexualhormon, das Östrogen, wird in den Eierstöcken nicht mehr gebildet. Dennoch fehlt ihnen dieses Hormon nicht ganz, da im Fettgewebe aus Vorstufen Östrogen synthetisiert wird. Allerdings erreicht die Menge nicht die der Zeit vor den Wechseljahren.

Zwar gehört es zu den Aufgaben der Geschlechtshormone, die Sexualität zu

BILD Gemeinsam und entspannt

steuern. Doch sexuelles Erleben ohne die Absicht, Kinder in die Welt zu setzen, ist von der Konzentration der Hormone weitgehend unabhängig. Ein biologisch festgelegtes Ende für sexuelles Interesse und Betätigung gibt es weder bei Männern noch bei Frauen.

Den Beleg dafür liefern Daten aus den USA. Danach sind mehr als die Hälfte der Menschen zwischen 57 und 85 Jahren sexuell aktiv. Greift man die Gruppe der 75- bis 85-Jährigen heraus, ist es ein Drittel. Zu diesem im Vergleich zu früher relativ hohen Anteil haben sicher ganz erheblich kleine blaue Tabletten beigetragen. Denn seit dem Jahr 2000 können sich viele Männer mit Viagra® und seinen Nachfolgepräparaten helfen, wenn der Geist zwar willig geblieben, der Körper aber schwächer geworden ist.

Menschen mit einem aktiven und befriedigenden Liebesleben fühlen sich in der Regel gesund, egal, wie alt sie sind. Wobei Gesundheit und Sexualität eng miteinander verknüpft sind. Ein schlechter Gesundheitszustand beeinträchtigt das Sexualleben; Unzufriedenheit mit dem Liebesleben verschlechtert das Befinden.

Die Geschlechtshormone Testosteron und Östrogen haben aber nicht nur die Aufgabe, die Sexualität zu steuern. Sie sind an vielen Prozessen beteiligt, die die Figur, die Hautqualität, die Funktionsfähigkeit von Knochen und Gelenken, den Zustand der Blutgefäße und anderes mehr bestimmen. Der neuroendokrinen Alternstheorie (siehe Seite 14) folgend, werden Sexualhormone in der Hoffnung eingesetzt, Alternserscheinungen zu bremsen oder sogar ganz zu verhindern.

TESTOSTERON

Bei Männern kann von einer Menopause – entsprechend den Wechseljahren von Frauen mit ihren vielfältigen Veränderungen bei den Hormonen – zwar keine Rede sein. Dennoch wird in manchen Veröffentlichungen die ganz natürliche Verringerung der Testosteronmenge im Alter als „partielles Androgendefizit des alternden Mannes" oder „Altershypogonadismus" bezeichnet. Ob das, was als Symptome beschrieben wird, tatsächlich auf einer Unterfunktion der Hoden beruht oder ob

es nicht doch ganz normale Alterserscheinungen sind, ist allerdings nicht zu unterscheiden.

Bei einer Testosteronanwendung im Sinne einer Anti-Aging-Therapie soll das Hormon alternde Männer verjüngen, zumindest soll es das gefühlte Alter herabsetzen. Versprochen wird eine bessere körperliche Leistungsfähigkeit, gesteigertes sexuelles Verlangen, zunehmende Muskelmasse, weniger Körperfett und festere Knochen, kurz: Vitalität, Aktivität.

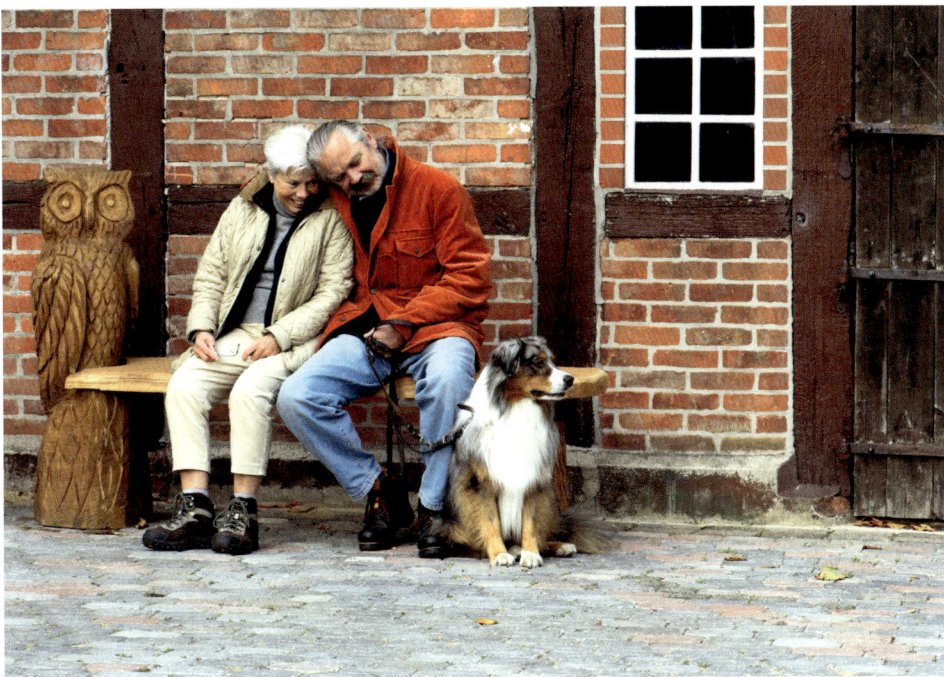

Und in der Tat erhöht sich bei älteren Männern, die mit Testosteron behandelt werden, die fettfreie Körpermasse deutlich. Das mag denjenigen freuen, der vor allem daran interessiert ist, „bella figura" zu machen. Wer hingegen darauf hofft, auf diese Weise jugendlich frisch alt zu werden, könnte enttäuscht werden. Mehr Muskelkraft bringt die Behandlung nicht. Und es ist auch offen, ob sich durch die Testosteronbehandlung all das besser bewältigen lässt, was der Alltag im Alter so fordert.

Ungeklärt ist auch die Frage der unerwünschten Wirkungen. Nach einer halbjährigen Behandlung gab es Hinweise, dass sich die Zusammensetzung der Fettstoffe im Blut so ändert, dass ein Diabetes wahrscheinlicher wird. Sechs Monate sind für eine Hormontherapie allerdings eine recht kurze Zeit; üblicherweise wendet man Hormone länger an. Bei einer Übersichtsarbeit über Einzelstudien, in denen Testosteron zwischen drei Monaten und

drei Jahren angewendet wurde, fiel ebenfalls eine veränderte Fettstoffzusammensetzung auf, darüber hinaus war aber auch die Zahl der roten Blutkörperchen angestiegen, sodass das Blut „dicker" wurde.

Unerwünschte Wirkungen

Aufhorchen lässt eine aktuelle Arbeit. Diese Studie wurde wegen schwerwiegender Herz-Kreislauf-Ereignisse vorzeitig abgebrochen. Zwar hatten die Männer, die ein halbes Jahr lang mit Testosteron behandelt werden sollten, bereits Probleme mit dem Herzen und den Blutgefäßen, doch dass einer von ihnen einen Schlaganfall erlitt und ein anderer an einem Herzinfarkt verstarb – um nur die gravierendsten Folgen zu nennen –, wird auf die Testosteronbehandlung zurückgeführt.

Vermisst werden auch Studien, die deutlich länger als drei Jahre laufen und an denen mehrere tausend Männer teilnehmen. Erst sie können über die Langzeitwirkungen Auskunft geben. Dabei richtet sich das Augenmerk besonders auf die Prostata, da Testosteron das Wachstum eines Prostatakarzinoms beschleunigen kann.

Über eine Testosteronbehandlung von Männern aus Altersgründen besteht also noch relativ große Ungewissheit. Ähnlich war das bis vor wenigen Jahren bei den Frauen. Viele Jahre lang wendeten sie in und nach den Wechseljahren Hormone an. Sie sollten ihnen nicht nur helfen, die Zeit des Wechsels beschwerdefrei zu überstehen, sondern ihnen wurden von dieser Therapie noch viel weiter reichende medizinische Vorteile versprochen. Die Ernüchterung kam mit den Ergebnissen von Studien, in denen Tausende Frauen viele Jahre lang beobachtet wurden (siehe unten).

Männer, die einer angebotenen Testosteronbehandlung skeptisch gegenüberstehen, können sich mit einigem Recht auf die negative Erfahrung berufen, die Frauen mit der Hormonbehandlung gemacht haben.

ÖSTROGEN

Viele, viele Jahre lang haben ältere Frauen auf der ganzen Welt Hormone eingesetzt, um sich die Wechseljahre zu erleichtern. Außerdem sollten sie sie vor Herz-, Gefäß- und Demenzerkrankungen schützen und die Knochen stabilisieren. Und – mindestens ebenso wichtig: Die Hormone sollten sie jünger aussehen lassen, als das Geburtsdatum angab. In der Hoch-Zeit der Hormonanwendung mussten Ärzte, die die bedenkenlose Verordnung von Hormonen ablehnten, sich schon mal als Frauenfeinde beschimpfen lassen, die den Frauen anhaltende Jugendlichkeit verwehrten.

Heute könnte man sie als besonders vorausschauend beglückwünschen. Ohne Zweifel kann Östrogen Wechseljahrsbeschwerden bessern. Zweifellos kann es auch das Osteoporoserisiko (siehe Seite 92) verringern. Doch das hat seinen Preis. Der besteht in einem größeren Risiko für verschiedene Erkrankungen. Mit welchen Krankheiten die Frauen eher rechnen müssen, hängt davon ab, ob sie das Östrogen zusammen mit einem zweiten Sexualhormon, einem Gestagen, anwenden müssen oder ob sie, weil ihnen die Gebärmutter entfernt wurde, auf den Gestagenzusatz verzichten können.

Bei Frauen, die eine Östrogen-Gestagen-Kombination anwenden, trifft vieles von dem Erhofften gerade nicht zu. Statt Herz und Blutgefäße zu schützen, müssen mehr Frauen mit einer Thrombose in den Beinvenen oder einer Lungenembolie, einem Herzinfarkt oder Schlaganfall rechnen als ohne Hormone. Auch Gallenweg-

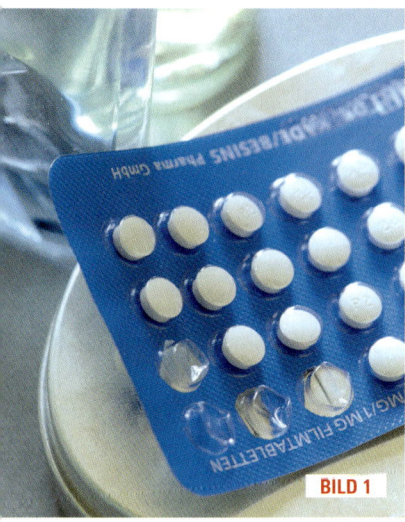

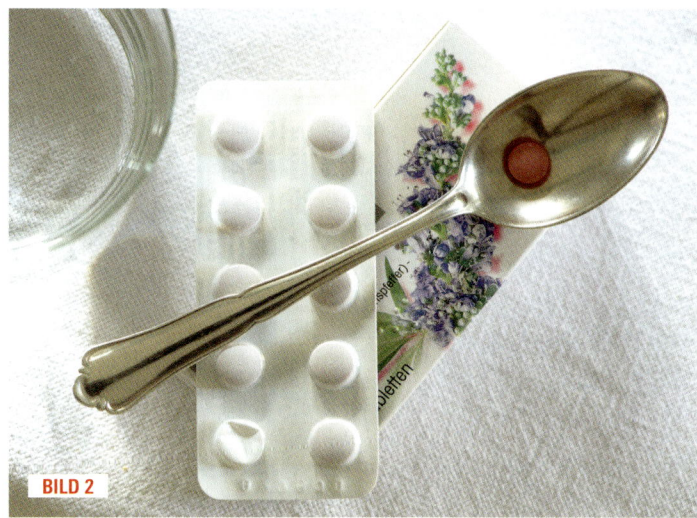

BILD 1 **BILD 2**

erkrankungen kommen häufiger vor, Demenzerkrankungen nehmen zu. Je länger die Frauen die Hormone nehmen und je höher sie dosiert sind, desto mehr Frauen bekommen Brustkrebs. Sehr wahrscheinlich gibt es auch häufiger Eierstockkrebs. Dass infolge der Hormontherapie weniger Hüftbrüche und weniger Dickdarmkrebserkrankungen vorkommen, wiegt diese Risiken im Allgemeinen nicht auf.

Bei Frauen, deren Gebärmutter entfernt wurde und die nur Östrogen ohne den Gestagenzusatz anwenden, betrifft die Risi-

koerhöhung ein etwas anderes Spektrum von Erkrankungen. Die Rate an Herzerkrankungen steigt bei ihnen nicht an. Dafür erleiden aber mehr einen Schlaganfall, bekommen eine Thrombose in den Beinvenen oder eine Lungenembolie und Gallenwegerkrankungen. Sehr wahrscheinlich steigt auch die Zahl der Frauen mit Eierstockkrebs.

Seit diese Zahlen aus den USA auf dem Tisch liegen, sind die Hormonverordnungen für Frauen in den Wechseljahren erheblich zurückgegangen.

DHEA

DHEA ist die Abkürzung für Dehydroepiandrosteron. Es ist eine Vorstufe von Sexualhormonen, die sowohl bei Männern als auch Frauen vorkommt. Der Körper wandelt DHEA sowohl in männliche Hormone wie Testosteron als auch in weibliche Hormone wie Östrogen um.

Am meisten DHEA haben junge Erwachsene im Blut. Ab etwa dem 40. Lebensjahr geht das allmählich zurück. Um das 80. Lebensjahr herum beträgt die

DHEA-Konzentration nur noch 10 bis 20 Prozent der früheren Menge.

Die Hoffnung, in DHEA einen Jungbrunnen gefunden zu haben, keimte auf, als man zufällig darauf aufmerksam wurde, dass viele besonders alte Menschen relativ viel DHEA im Blut haben.

Also wurde DHEA sowohl bei Männern als auch bei Frauen daraufhin untersucht, ob es das Altern aufhalten kann. Sie nahmen DHEA ein und – wie nicht anders zu erwarten – die Konzentration der Hormonvorstufe im Blut nahm zu. Dennoch blieben die erhofften Verbesserungen aus. Nach zwei Jahren Behandlung waren die Studienteilnehmer weder körperlich leistungsfähiger als vorher, noch erschienen sie vom Körperbau her verjüngt und auch ihre Knochenstabilität hatte nicht zugenommen. Das Ergebnis war derart enttäuschend, dass die Wissenschaftler, die die Studie durchgeführt hatten, meinten, weitere Arbeiten mit dieser Substanz seien wenig aussichtsreich, jedenfalls wenn es darum geht, mit ihr den Alternsprozess hinauszuzögern.

DHEA ist offenbar ein weiteres Beispiel dafür, dass Blutwerte an sich noch nichts über Gesundheit oder Krankheit eines Menschen aussagen. Dass die DHEA-Werte bei älteren Menschen niedriger ausfallen als bei jüngeren Menschen, bedeutet nicht, dass es ihnen in irgendeiner Hinsicht schlecht geht. Bei an sich gesunden Menschen bewirkt DHEA anscheinend nichts.

Womöglich könnte sich aber nach längerer Zeit Unerwünschtes einstellen. Aus DHEA werden im Körper hochwirksame Hormone. Daher ist nicht auszuschließen, dass ähnliche Probleme auftreten, wie sie bei der Anwendung von weiblichen Sexualhormonen nachgewiesen sind und bei der von Testosteron befürchtet werden.

INFO   DHEA in Deutschland

Abgesehen von einem Kombinationsmittel mit Östrogen gegen Wechseljahrsbeschwerden gibt es in Deutschland kein regulär zugelassenes Arzneimittel mit dem Wirkstoff DHEA. Ein solches wäre in jedem Fall verschreibungspflichtig, da DHEA als Hormon gilt. Wer ein Mittel mit DHEA in Deutschland beziehen möchte, müsste es sich auf einem Privatrezept verordnen und dann von einer Apotheke aus dem Ausland importieren lassen. Vor allem in den USA sind Produkte mit DHEA als Nahrungsergänzungsmittel im Handel.

Ein anderer Weg erscheint leichter: Man könnte DHEA auch ohne Rezept über ein Internetportal beziehen. Das ist nicht nur illegal, sondern kann auch gesundheitliche Risiken bergen. Der Anteil an gefälschten Arzneimitteln ist weltweit rapide angestiegen. Ende 2009 gab die Europäische Union bekannt, dass bei gezielten Zollkontrollen in allen Mitgliedsländern innerhalb von zwei Monaten 34 Millionen gefälschte Tabletten sichergestellt wurden.

Der Bezug von Arzneimitteln über das Internet außerhalb von regulären Ver-

sandapotheken ist zurzeit noch weitgehend unkontrolliert. Die Quellen, aus
denen diese Produkte stammen, sind
kaum je auszumachen. Niemand kontrolliert, ob die Mittel den Wirkstoff enthalten, der auf der Packung angegeben
ist; ob die angegebene Menge stimmt
oder ob zu viel oder zu wenig davon
enthalten ist. Oft finden sich über den
gewünschten Wirkstoff hinaus sogar

andere, problematische Substanzen.
Auch die Qualität der Inhaltsstoffe ist
zweifelhaft.

Ein Anspruch auf Haftung lässt sich
gegenüber dem Hersteller kaum durchsetzen. Hersteller und Vertreiber bleiben weitgehend anonym und können
morgen wieder aus dem Internet ver-
schwunden sein.

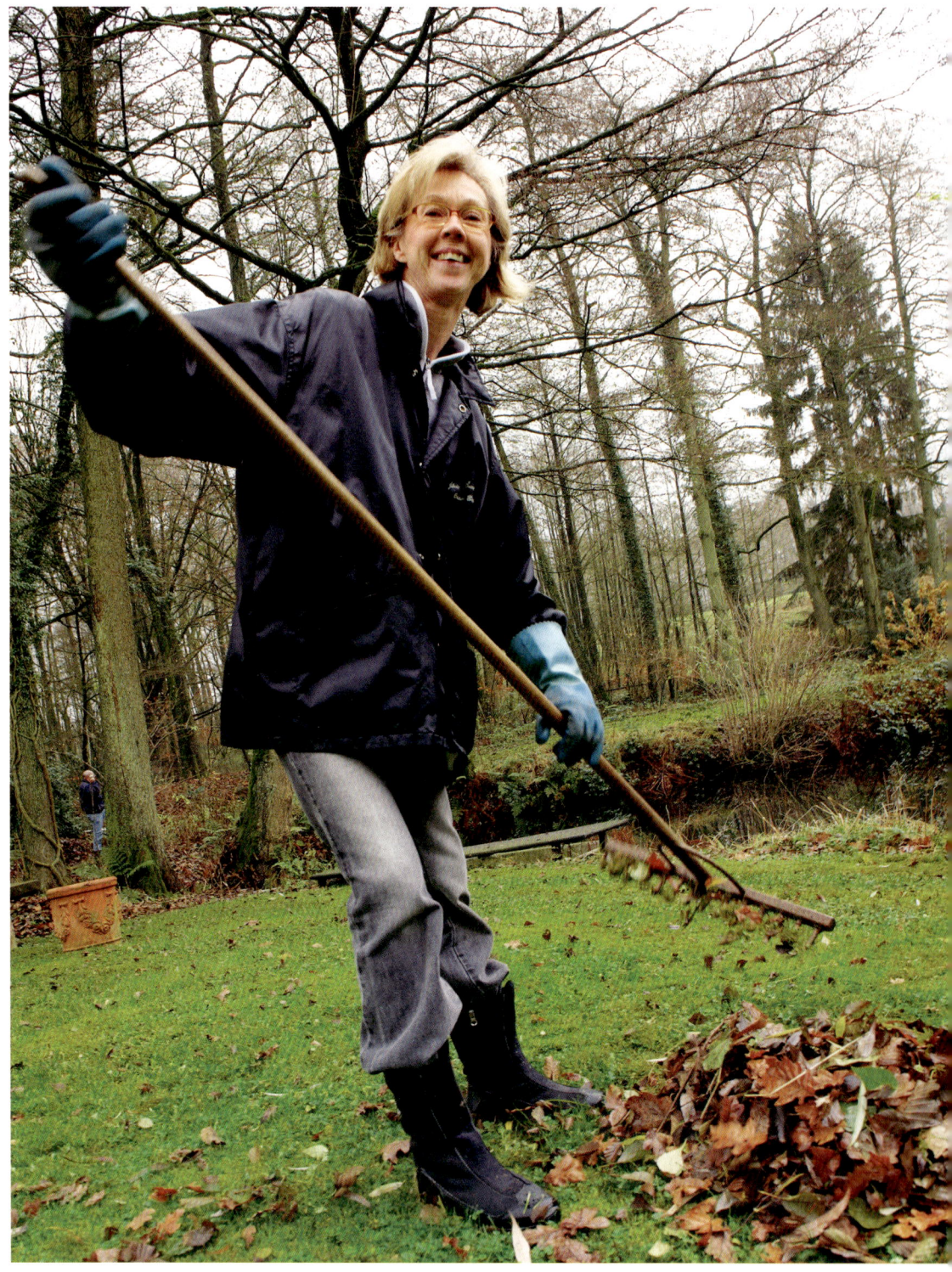

GESICHT UND HAUT

Glatte, gleichmäßige Haut, straff gespannt über wohlgeformten Rundungen. Kein Pickel, keine Rötung, keine Falten, keine Runzeln, keine Warzen, unsichtbare Poren. Schön wär's. Meist zeigt der Blick in den Spiegel ein anderes Bild. Und so wird gecremt und gesalbt, aufgetragen und abgedeckt. Meist werden die Anstrengungen noch intensiviert, wenn an Gesicht und Dekolleté die ersten Veränderungen zeigen, dass man in die Jahre gekommen ist.

ZEITALTERUNG

Das Ziel ist, die Zeichen der Zeit hinauszuzögern. Noch besser wäre es, sie zum Verschwinden zu bringen. Dieses Unterfangen erfordert Einsatz, bleibt aber letztlich doch vergeblich. Vor allem die Hautbereiche, die ein Leben lang Licht und Luft ausgesetzt sind – Gesicht, Hals, Hände –, können ihr Alter nicht verleugnen. Daher hat sich der Modeschöpfer Karl Lagerfeld offenbar etwas Spezielles ausgedacht, um alterslos zu erscheinen. Statt sich um Vergebliches zu bemühen, verbirgt er die untrüglichen Zeichen des Alters mit Accessoires, die er zum persönlichen Stil erhoben hat: Die Sonnenbrille verdeckt die Falten um die Augen, der hohe Kragen kaschiert die Falten am Hals, die Stulpen entziehen die Handoberflächen dem Blick.

Die Basis dafür, wie die Haut altert, ist in den Genen festgeschrieben. Das heißt aber nicht, dass das Ergebnis unabänderlich vorgegeben ist. Vielmehr gilt: Es kommt drauf an, was man draus macht. Der Lebensstil beeinflusst ganz entscheidend, ob eine Anlage, langsam und sanft zu altern, zum Tragen kommt. Rauchen, UV-Bestrahlung durch Sonne oder Solarien und aggressive Luftbestandteile wie Ozon und Feinstaub können der Haut derart zusetzen, dass sich selbst die besten genetischen Voraussetzungen nicht durchsetzen können.

In alternder Haut verändert sich der Stoffwechsel, die Durchblutung verringert sich, die Zellen wachsen und vermehren sich nur noch langsam. Die Talg- und Schweißdrüsen produzieren weniger

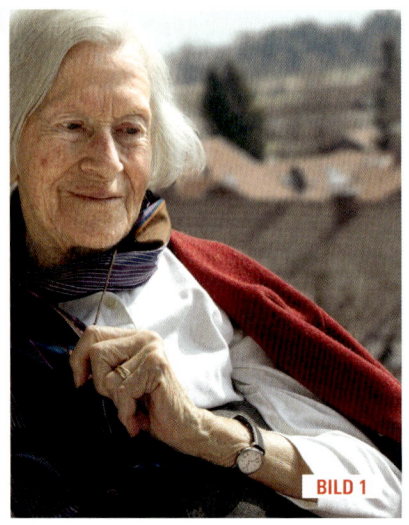

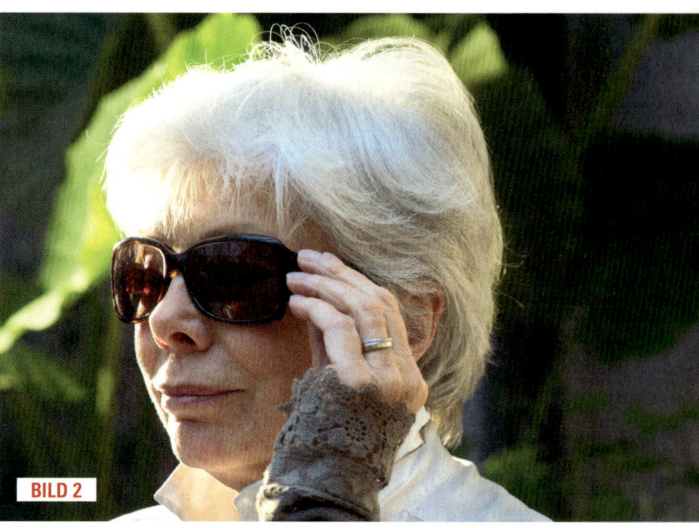

BILD 1

BILD 2

Sekrete. Eiweiße, die die Struktur und Elastizität der Haut wesentlich bestimmen, werden vermehrt abgebaut. Auch wasserspeichernde Substanzen finden sich in alternder Haut in geringerer Menge als früher.

In der Folge nimmt die Dicke der Haut ab, das Gewebe verliert Wasser. Es wird weicher, seine Struktur lockerer, die Spannung lässt nach. Am gesamten Körper wirkt die Hautoberfläche weniger straff. Im Gesicht vertiefen sich feine, von der Mimik hervorgerufene Einkerbungen zu Falten. Später durchziehen Runzeln das Gesicht.

UV-Strahlung und Rauchen

„Zeitalterung" heißen diese Veränderungen, die mit der verflossenen Zeit zusammenhängen und nicht zu verhindern sind. Anders verhält sich das mit der „Licht-" oder „Umweltalterung". Hierbei haben vermeidbare Stressfaktoren auf die Haut eingewirkt und den Alternsprozess beschleunigt und verstärkt. Vor allem durch UV-Strahlung und Rauchen entstehen im Gewebe Substanzen, die die Abläufe in den Zellen beeinflussen. Raucher und Sonnenanbeter weisen daher meist schon relativ früh tiefe Falten und Unregelmäßigkeiten der Haut auf (siehe Seite 120).

Doch selbst bei gelifteten Menschen lässt sich das Alter meist recht gut abschätzen. Ein Blick auf die Hände verrät es. Sie werden nicht nur faltig, sondern weisen auch bald Altersflecken auf (siehe Seite 126): dunkle Verfärbungen, ähnlich den Sommersprossen, die bei manchen Menschen das Gesicht überziehen. In größerer Zahl entstehen Altersflecken vor allem an den Hautpartien, die das Sonnenlicht lebenslang ungehindert erreichen konnte: Hände, Gesicht, Nacken, Unterarme.

Auf diesen Hautarealen zeigen sich im Alter auch oft helle Stellen mit rauer, schuppiger Oberfläche, die sich vergrößern und verdicken können. Es sind lichtbedingte Hautschäden, aktinische Keratosen, wie die Hautärzte sagen. Sie bestehen aus veränderten Hautzellen und stellen die Vorstufe einer Form von Hautkrebs dar, der daraus im Laufe der Zeit entstehen kann (siehe Seite 131).

Dem gewöhnlichen Zeitaltern der Haut entgeht niemand. Dem Zeitraffereffekt kann dagegen jeder durch entsprechende Maßnahmen bewusst entgegenwirken.

BILD 1 Falten gehören zum Alter
BILD 2 Vor UV-Strahlung schützen

DIE HAUT SCHONEN

Ein Oberschenkel wie aus Marzipan. Die Frau ist 86 Jahre alt. Niemals hätte sie zu gelassen, dass das Tageslicht auf eine derart delikate Körperregion trifft.

Langsam und sanft altert die Haut von Menschen, die schonend mit ihr umgehen. An allererster Stelle bedeutet das: Schutz vor UV-Strahlung von Kindesbeinen an. Nicht nur im Urlaub, sondern jeden Tag. Gezielte UV-Bestrahlung zum Braunwerden – sei es am Strand, im Garten oder im Solarium – gilt als Sünde der Vergangenheit, als man es noch nicht besser wusste.

Viele Hersteller von Kosmetika tragen dem Wissen über die Schädlichkeit von UV-Strahlung Rechnung, indem sie in ihre Tagespflegeprodukte einen Lichtschutz integrieren. Er entspricht meist einem Lichtschutzfaktor (LSF oder SPF) zwischen 10 und 20. In der Regel ist das aber nicht besonders hervorgehoben. Manchmal macht ein klein gedruckter Zusatz auf der Packung wie zum Beispiel LSF 12 darauf aufmerksam. Bei anderen Produkten offenbart sich das erst, wenn man sich auf der Homepage der Herstellerfirma die Produktzusammensetzung anschaut.

Wer seine Haut so frisch, ebenmäßig und gesund wie möglich ins Alter bringen will, trägt in Deutschland etwa zwischen April und Oktober täglich Sonnenschutz auf. Im Mittelmeerraum müsste der Zeitraum ausgedehnt werden. Wenn die Entstehung von aggressiven Sauerstoffverbindungen durch UV-Strahlung begrenzt ist, brauchen ihre schädlichen Auswirkungen später nicht behoben zu werden.

Das Gleiche gilt für den Stress, den das Rauchen der Haut beschert. Verminderte Durchblutung und ein Schadstoffcocktail im Blut sind die Ursachen für die Schäden, die das Rauchen an der Haut anrichtet.

Eine gesunde Ernährung trägt dazu bei, die Haut auf dem Blutweg mit den Vitaminen und anderen Nährstoffen zu versorgen, die sie benötigt, um sich gesund zu erhalten.

Regelmäßige körperliche Bewegung sorgt für eine gute Durchblutung der Haut. Pausen im Alltag und ausreichend Ruhe in der Nacht entspannen die kleinen Muskeln, die den mimischen Ausdruck des Gesichts ausmachen.

Schönheitschirurgen sagen, ein Lifting sei dann gelungen, wenn das Gesicht für lange Zeit so aussieht wie nach einem langen erholsamen Urlaub. Wem es gelingt, seinen Alltag dauerhaft derart entspannt zu gestalten, braucht über einen solchen Eingriff nicht nachzudenken.

BILD 1 Cremen gegen Altersflecken
BILD 2 Zitrone bleicht sie nicht weg

FÄLTCHEN, FALTEN, RUNZELN

Die Kosmetikindustrie sagt „anspruchsvolle" Haut, wenn sie die gealterte meint, und nährt die Hoffnung, das jugendliche Aussehen bliebe erhalten, wenn die Ansprüche dieser Haut erfüllt werden. Doch welche Ansprüche stellt die Haut? Und – wenn sie tatsächlich etwas fordert: Kann etwas äußerlich Aufgetragenes wirklich den inneren Gewebeaufbau der Haut verändern?

Im Rahmen des Alternsprozesses wird beispielsweise die Synthese von Kollagen und Elastin, die die Struktur und Elastizität der Haut wesentlich bestimmen, unterdrückt und ihr Abbau beschleunigt. Einmal in Gang gesetzt, ist dieser Prozess – soweit heute bekannt – nicht mehr zu bremsen; seine Auswirkungen sind nicht mehr zu beheben. Also heißt die Strategie: Alles meiden und ausschalten, was diesen Alternsprozess beschleunigt.

Als Hauptursache dieser Hautalterung gelten Substanzen, die unter dem Begriff „freie Radikale" (siehe Seite 46) zusammengefasst werden. Sie schädigen Zellstrukturen und Gewebebestandteile, wie Fette und Eiweiße, einschließlich des Kollagens. Während des gesamten Lebens entstehen im Stoffwechsel freie Radikale. Der Organismus schützt sich selbst gegen sie, indem er sie mit verschiedenen Substanzen neutralisiert. Diese Substanzen werden als Antioxidanzien bezeichnet. Zu ihnen gehören die Vitamine A, C und E, sogenannte Squalene, fettartige Substanzen, und Coenzym Q 10. Sie finden sich überall im Körper, doch ihre Konzentration nimmt mit dem Alter ab. Außerdem erschöpft sich ihr schützendes Potenzial bald, wenn UV-Strahlung, Rauchen und Umweltstoffe die Menge an freien Radikalen im Organismus deutlich erhöhen.

Mit Produkten zum Auftragen wird versucht, der Haut solche Antioxidanzien zuzuführen. Ein Anti-Aging-Effekt wird erwartet, weil sie die aggressiven Substanzen abfangen und darüber hinaus den Kollagenstoffwechsel anregen sollen.

Ferner erhofft man sich durch den Einsatz von pflanzlichen Hormonen positive Effekte. Diese Phytohormone sollen in der Haut die Wirkung des in nur noch geringer Menge vorhandenen Östrogens ersetzen. Relativ kleine Eiweißmoleküle, sogenannte Peptide, sollen zudem die Erneuerungsprozesse im Bindegewebe fördern.

Was wirkt wirklich?

In einer Leitlinie der Gesellschaft für Dermopharmazie sind die verfügbaren wissenschaftlichen Unterlagen der neueren Zeit hinsichtlich der Frage ausgewertet worden, welche Wirkstoffe oder Wirkstoffgruppen sich eignen, um die Hautalterung aufzuhalten. Lediglich vier fanden die Forscher uneingeschränkt empfehlenswert: Vitamin A (Retinol) und seine Abkömmlinge wie zum Beispiel Vitamin-A-Säure, Vitamin C, Alpha-Liponsäure und bestimmte Eiweißmoleküle. Sie hatten in

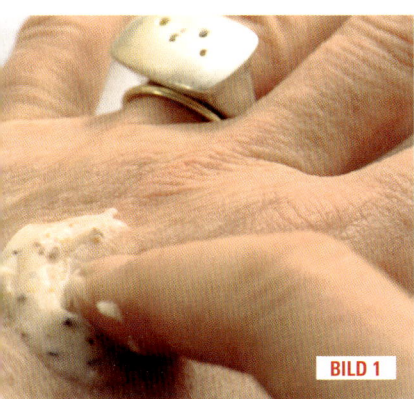 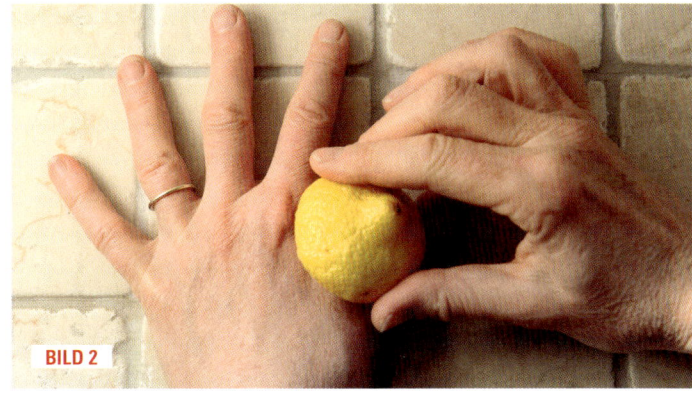

BILD 1 **BILD 2**

Studien an Menschen ihre Wirksamkeit nachgewiesen. Bei diesen Untersuchungen wurde das Ergebnis einer Gruppe von Probanden, die mit dem Wirkstoff behandelt wurden, mit dem einer Gruppe verglichen, die ein wirkstofffreies Produkt angewendet hatte. Wer was bekam, wussten weder die Teilnehmenden noch die Forscher, die die Studie begleiteten.

Bei anderen Substanzen, die getestet wurden, ließ sich nicht sicherstellen, dass die ermittelten Effekte auf der Substanz beruhen. Es könnte sich auch um die Cremegrundlage handeln, in die sie eingebettet ist. Das gilt unter anderem für Vitamin E und pflanzliche Hormone.

Noch schwächer belegt ist die Wirksamkeit von so populären Kosmetikinhaltsstoffen wie Coenzym Q 10, Grünteeextrakt, Ginkgo, Traubenextrakt und Aloe vera. Für sie gibt es keinen Nachweis, dass sie, äußerlich aufgetragen, in die Haut gelangen, wo sie wirken sollen.

Für alle Kosmetika aber gilt: Das frischere Aussehen, das sie vielleicht bewirken, bleibt nur erhalten, wenn die Pflege regelmäßig weiter betrieben wird.

Vitamin A

Hautpflegemittel können Vitamin A (Retinol) und seine Verwandten Retinylpalmitat und Retinaldehyd enthalten. Sie dringen in die Haut vor, in der dann ein Umwandlungsprodukt dieser Wirkstoffe, die Vitamin-A-Säure, als Antioxidans wirkt. Vitamin-A-Säure (Tretinoin) selbst wird bei schwerer Akne eingesetzt. Sie ist verschreibungspflichtig und darf in Kosmetika nicht enthalten sein. Daher setzen die Hersteller die weniger stark wirkenden Substanzen ein, aus denen in der Haut dann Vitamin-A-Säure wird.

In den Studien wurden diese Lotionen und Cremes in Konzentrationen um 0,5 Prozent eingesetzt. Deutlich mehr darf es nicht sein, da dann vermehrt Hautreizungen zu erwarten sind.

Der Erfolg dieser Substanzen ist nachgewiesen: das allgemeine Hautbild erscheint verbessert, da sich unregelmäßige Pigmentierungen angleichen, feine und mittlere Falten sind messbar und sichtbar weniger tief, die Haut ist weniger rau. Dass zudem die Neubildung von Kollagen angeregt und sein Abbau vermindert wird, macht die Haut insgesamt elastischer und lässt sie straffer aussehen.

Vitamin C

Dieses Vitamin, auch Ascorbinsäure genannt, gehört zu den bestuntersuchten Wirkstoffen gegen beschleunigte Hautalterung. Es wirkt ebenso als Antioxidans wie Vitamin A. Außerdem benötigt die Haut Vitamin C, um Kollagen aufzubauen.

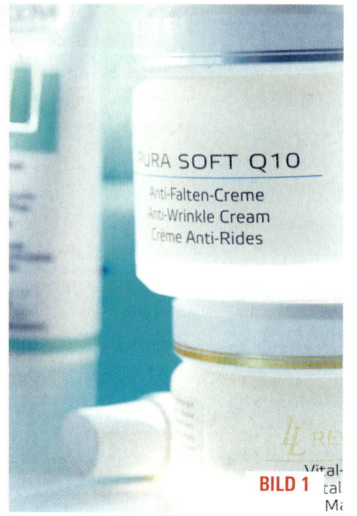

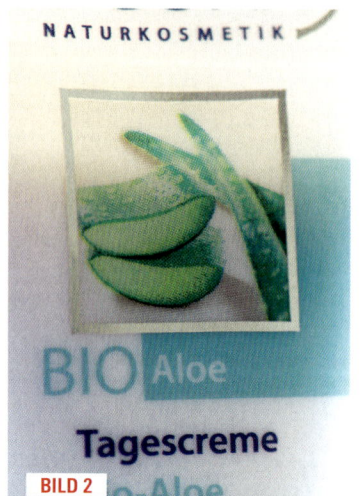

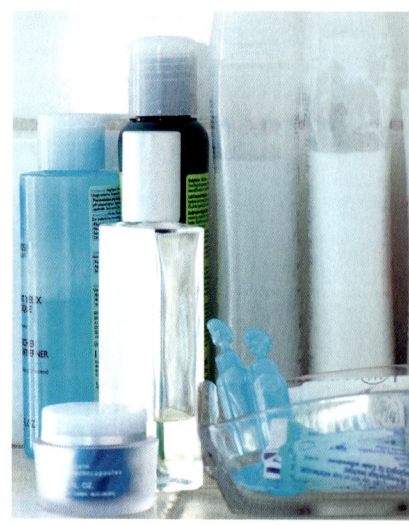

BILD 1 + 2 + 3+ 4 Für alle Kosmetika aber gilt: Das frischere Aussehen, das sie vielleicht bewirken,

Die übliche Konzentration in Hautpflegeprodukten liegt bei 10 Prozent.

Bei den Versuchspersonen wurde drei Monate lang auf einer Hälfte des Gesichts eine Creme mit Vitamin C aufgetragen, auf der anderen Seite die gleiche Cremegrundlage ohne Vitamin C. Die vom Licht mild bis mäßig geschädigte Haut wies nach der Behandlung eine deutlich verbesserte Oberflächenstruktur auf, die feinen Fältchen waren verringert, die Haut elastischer.

Ob äußerlich anzuwendende VitaminC-Produkte diese Wirkung aber tatsächlich entfalten, hängt ganz wesentlich davon ab, wie sie hergestellt und in welchem Behältnis sie zum Verbrauch angeboten werden. Vitamin C verliert durch Luft und Licht rasch an Wirksamkeit. Eine Vitamin-C-haltige Creme in offenem Tiegel wäre bereits wenige Stunden nach dem Öffnen wirkungslos.

Alpha-Liponsäure

Alpha-Liponsäure ist ein Antioxidans, das der Körper selbst bildet. In der Haut kommt es allerdings nicht vor. Wird es jedoch in einer Cremegrundlage aufgetragen, kann es die Faltentiefe messbar verringern und die Hautspannung verbessern.

Eiweißstoff

Auch ein bestimmter relativ kleiner Eiweißstoff hat sich als wirksam erwiesen, um der beschleunigten Hautalterung etwas entgegenzusetzen. In der Inhaltsstoffliste von Kosmetika taucht er als Palmitoyl-Lysin-Threonin-Threonin-Lysin-Serin (pal-KTTS) auf. Auch er kann die Faltentiefe messbar verringern und die Hautspannung verbessern.

Vitamin E

Vitamin E (Tocopherol) und seine Verwandten Tocotrienol und Vitamin-E-Azetat werden Hautpflegemitteln vielfach zugesetzt. Die Konzentration liegt zwischen 2 und 25 Prozent. Bei geringerer Konzentration ist nach derzeitigem Kenntnisstand kein Effekt zu erwarten.

Erwartet wird, dass Vitamin E dafür sorgt, dass die Haut besser durchfeuchtet ist, sich rascher regeneriert und besser

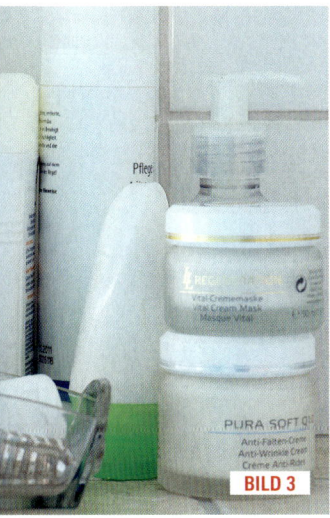

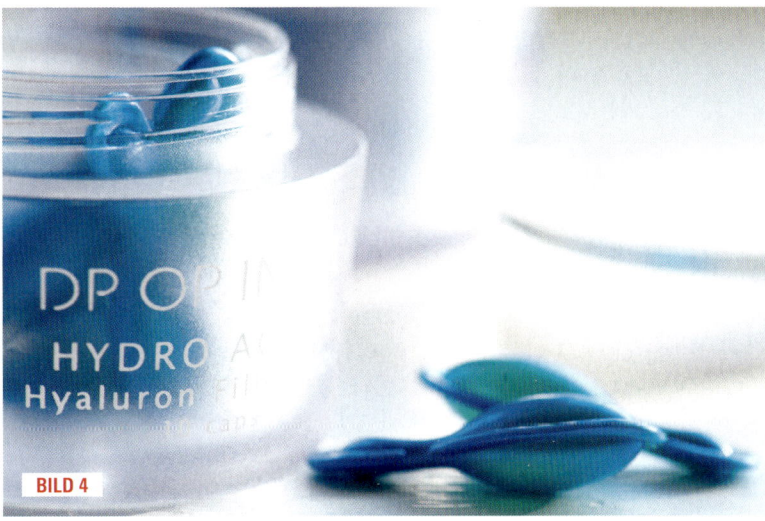

BILD 3   BILD 4

bleibt nur erhalten, wenn die Pflege regelmäßig weiter betrieben wird

vor Lichtschäden geschützt ist. Die Belege dafür sind allerdings spärlich. Laborversuche liefern zwar Hinweise für eine Wirksamkeit. Doch erst wenn Studien an Menschen, in denen die Wirksamkeit von Produkten mit Vitamin E und solchen ohne die Substanz miteinander verglichen wird, die Hinweise bestätigen, kann Vitamin E in die Gruppe der empfehlenswerten Mittel gegen beschleunigte Hautalterung aufrücken.

Und noch einen weiteren Hinweis hat die Forschung für Vitamin E erbracht: Aus einem Produkt, in dem das Vitamin in eine Emulsion aus extrem kleinen Partikeln eingebettet ist, scheint es deutlich besser in die Haut zu gelangen, als aus einer Emulsion, in der Wasser und Fett auf konventionelle Weise miteinander vermischt sind.

Hyaluronsäure

Hyaluronsäure findet sich als natürlicher Bestandteil in der Haut. Sie kann enorm viel Wasser binden. Daher sind die Festigkeit und Elastizität eines Gewebes immer auch mit ihrem Gehalt an Hyaluronsäure verknüpft. Wenn sich mit zunehmendem

Alter die Produktion dieser Substanz verringert, lassen auch diese Eigenschaften der Haut nach.

Die Kosmetikindustrie setzt Hyaluronsäure in Feuchtigkeits- und Anti-Aging-Cremes vielfach ein. Sie begründet das mit Versuchen, in denen Hyaluronsäure an der Haut Positives bewirkt haben soll. Diese Versuche wurden aber gar nicht mit Hyaluronsäure selbst durchgeführt. Vielmehr enthielt die Zubereitung nur Teilstücke des großen Moleküls Hyaluronsäure. Da liegt der Gedanke nahe, dass derart kleine Wirkstoffstücke leichter in die Haut eindringen als das gesamte große Molekül, das den Produkten derzeit zugesetzt wird. Ob Hyaluronsäure die Haut alternder Menschen besser aussehen lässt, ist derzeit also noch offen.

Peelings

Eine weitere Möglichkeit, die Hautoberfläche gleichmäßiger aussehen zu lassen, Pigmentierungen abzuschwächen und gleichzeitig die Tiefe von Falten etwas zu verringern, ist ein chemisches Peeling. Das ist etwas anderes als das mechani-

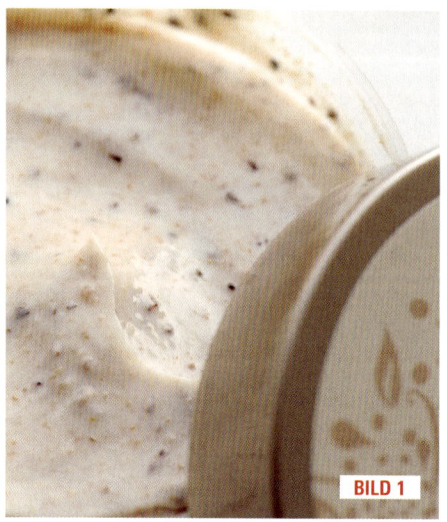

BILD 1

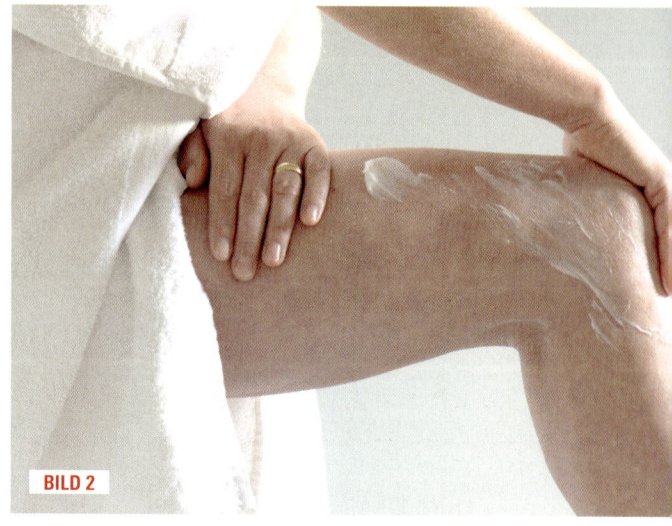

BILD 2

sche Peeling, bei dem die Haut mit körnigem Material abgerieben wird. Dabei werden Hautschuppen und oberflächliche Ablagerungen entfernt. Hinterher erscheint die Haut glatter als vorher, wie „gepellt" (engl. peel, schälen). Ein dauerhafter Anti-Aging-Effekt verbindet sich damit jedoch nicht.

Bei einem chemischen Peeling wird die Haut hingegen mit Säure behandelt, damit sich ihre oberste Schicht abschält. Danach bildet sich eine neue Deckschicht der Haut, die dann frischer und glatter erscheint. Die Säuren für diese Behandlung sind verschieden stark und werden zudem in unterschiedlicher Konzentration eingesetzt.

Eine Art chemisches Peeling zu Hause ist mit Alphahydroxysäuren, abgekürzt AHA, möglich. Sie werden in schwacher Konzentration in Cremes und Lotionen angeboten. Ein aggressiveres Vorgehen, bei dem die Hautoberfläche regelrecht weggeätzt wird, ist dagegen Ärzten vorbehalten. Für diese Behandlung muss die Hautoberfläche vorher betäubt werden.

Nach dem Auftragen von Säure ist die Haut mehrere Stunden lang gerötet und sie kann brennen. In aller Regel vergeht

das aber bald wieder. Anhaltend sind demgegenüber Pigmentverschiebungen, die besonders bei dunklerem Teint auftreten können: Dunkle Hautareale können aufhellen, andere Bereiche können dunkler werden. Auch Infektionen der offenen Haut sind möglich, die nach dem Abheilen Narben zurücklassen.

Das Behandlungsergebnis ist nicht von Dauer. Wer weiterhin frische, glatte, neue Haut aufweisen will, muss die Säurebehandlung wiederholen.

Botulinumtoxin

In den USA huldigt man auf Botox-Partys einem Bakteriengift, das eine oft tödliche Lebensmittelvergiftung auslöst: Botulinumtoxin. Zur kosmetischen Anwendung wird eine geringe Dosis des Giftes in die Muskeln gespritzt, die an der Entstehung von Mimikfalten beteiligt sind. Das Gift lähmt die Muskeln, sie können sich nicht mehr bewegen. In der Folge bleibt der von ihnen angesprochene Bereich unbeweglich, starr.

Allein die Mitglieder der Gesellschaft für ästhetische Chirurgie Deutschlands haben im Jahr 2008 etwa 100 000 Faltenbehandlungen mit Botulinumtoxin durch-

BILD 1 Peelings machen frisch
BIILD 2 Alte Haut braucht Fett

geführt. Im Schnitt kostet die Behandlung etwa 350 Euro.

Drei Produkte sind derzeit in Deutschland zugelassen, um mit ihnen dic Tiefe von Falten, die sich senkrecht zwischen den Augenbrauen hinziehen (Glabellafalten), zu verringern: Azzalure®, Bocouture®, Vistabel®. Botox®, das wohl bekannteste Präparat mit diesem Inhaltsstoff, ist hierzulande für diese Anwendung nicht zugelassen.

Der Preis für die Faltenglättung durch Botulinumtoxin ist eine verarmte Mimik. Stirnrunzeln und das Zusammenziehen der Brauen sind nicht mehr möglich, solange die Giftwirkung anhält.

Auch mit Nebenwirkungen muss gerechnet werden. Bei mehr als zehn von 100 Personen führt eine Botulinum-Injektion im Gesicht dazu, dass die Augenlider herabhängen. Ferner können Schluckbeschwerden auftreten. Sie können bis zu drei Wochen nach der Injektion anhalten; bei einigen Menschen hat es bis zur Normalisierung sogar fünf Monate gedauert.

Die Wirkung des Giftes hält etwa drei Monate lang an. So lange braucht es, bis sich genügend neue Nervenendigungen gebildet haben, um wieder Nervenimpulse auf den Muskel zu übertragen. Für eine geglättete Stirn muss das Gift dann erneut gespritzt werden. Wird es allerdings sehr häufig oder hoch dosiert eingesetzt, kann der Körper Antikörper gegen die Substanz bilden. Dann verliert das Mittel seine Wirksamkeit. Die Gesellschaft für ästhetische Chirurgie Deutschlands empfiehlt, eine Behandlung mit Botulinumtoxin frühestens nach sechs Monaten zu wiederholen.

Filler

Falten sind Einziehungen in der Haut. Da liegt die Idee auf der Hand, das Gewebe von unten anzuheben und damit die Falten einzuebnen. Diesem Gedanken folgt die Unterspritzung von Falten mit „Fillern".

Mehr als 120 Substanzen werden für diesen Zweck angeboten. Zu ihnen gehören solche wie Silikon, die vom Körper nicht aufgenommen werden, und solche wie Hyaluronsäure und Kollagen, die der Organismus im Laufe der Zeit resorbiert. Mit ihnen werden Stirn- und Zornesfalten, die tiefen Falten zwischen Nase und Mundwinkel und Falten um die Lippen herum unterspritzt.

Bei Substanzen wie Silikon, die im Körper bleiben, besteht die Gefahr, dass sie unter der Haut wandern. Nach längerer Zeit können sich so Schwellungen und sichtbare sowie tastbare Knoten bilden, die sich allenfalls chirurgisch wieder entfernen lassen. Auch schwerwiegendere Komplikationen sind möglich. Daher rät die Gesellschaft für ästhetische Chirurgie Deutschlands grundsätzlich von der Verwendung permanenter Füllmaterialien ab. Sie empfiehlt für Unterspritzungen nur die besser verträglichen und unbedenklicheren Materialien, die vom Körper aufgenommen werden. Doch selbst wenn deren Grundlage biologisches Material ist,

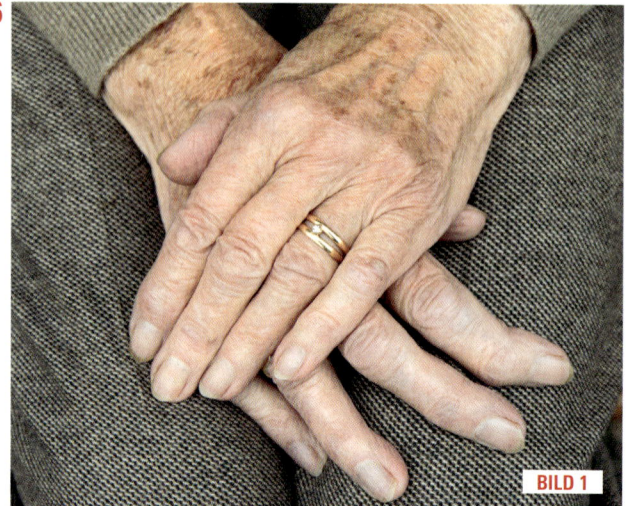

BILD 1

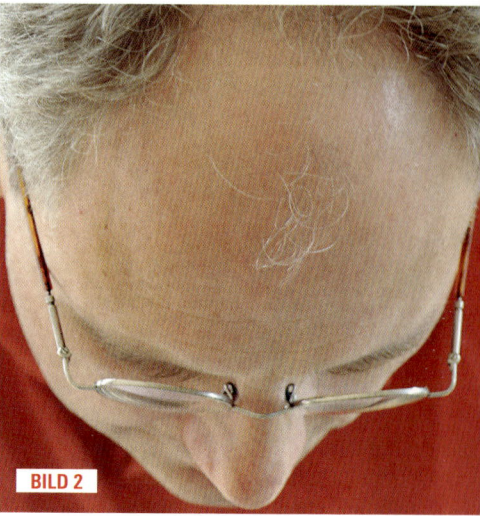

BILD 2

wie es im Körper vorkommt, ist es technisch erheblich verändert worden. Das ist notwendig, damit das Füllmittel nicht allzu schnell abgebaut wird und die Verjüngungsmaßnahme zumindest einige Zeit vorhält.

Nach einer Unterspritzung mit Hyaluronsäure kann die Haut für einige Stunden gerötet und geschwollen sein. Eventuell können sich Knötchen und mit Flüssigkeit gefüllte Knoten bilden. Nach drei bis vier Monaten ist die Substanz abgebaut und der Verjüngungseffekt verschwindet.

Soll Kollagen zur Unterspritzung verwendet werden, empfiehlt sich vorher ein Allergietest, da bis zu drei von 100 Personen auf dieses Füllmaterial mit einer Allergie reagieren. Auch bei Kollagen kann sich die Haut vorübergehend röten. Die Auf-

polsterung soll bis zu sechs Monate anhalten.

Für ein zufriedenstellendes Ergebnis müssen in jedem Fall die Eigenschaften der Füllsubstanz und die individuellen Bedingungen am Injektionsort aufeinander abgestimmt sein.

Kritisiert wird, dass diese Füllmaterialien keine Arzneimittel, sondern Medizinprodukte sind. Sie müssen nicht wie Arzneimittel durch die Aufsichtsbehörde zugelassen werden und unterliegen einer weniger strengen Kontrolle. Auch ihre unerwünschten Wirkungen werden weniger intensiv gesammelt und dokumentiert.

Wer nach einer solchen Behandlung mit Problemen zu kämpfen hat, kann auf folgender Internetseite um Hilfe nachsuchen: www.fillerwelt.de

ALTERSFLECKEN

Die Haut verrät ihr Alter nicht nur durch ihre Falten, sondern auch durch ihre Färbung. Überall tauchen mit den Jahren dunkle Flecken auf, besonders dort, wo das Licht die Haut meist ungehindert er-

reicht: auf dem Gesicht, den Händen und Unterarmen, am Nacken, bei Frauen an den Unterschenkeln, bei Männern auf dem kahlen Kopf. Sie sind der Ausdruck einer gestörten Produktion des Hautfarb-

BILD 1 Die Hände verraten das Alter
BILD 2 Schon 30-Jährige können eine Glatze bekommen

stoffs Melanin. An manchen Stellen der Haut wird dieses Pigment kaum noch gebildet, an anderen sammelt es sich im Laufe der Zeit an.

Diesen sogenannten Altersflecken entgeht derjenige am ehesten, der konsequent ein Leben lang für Sonnenschutz sorgt. Eine nachträgliche Entfernung ist zumindest mit Cremes nicht möglich. Die Stiftung Warentest hat Handcremes, die damit werben, Pigmentflecken abmildern zu können, getestet. Das Ergebnis war gleich null. Keine Creme war auch nur andeutungsweise in der Lage, die Flecken zu mildern.

Wer sich mit Altersflecken ganz und gar nicht abfinden will, kann sie sich am besten beim Hautarzt mittels Laser oder mit speziellen Bleich- oder Schälverfahren entfernen lassen.

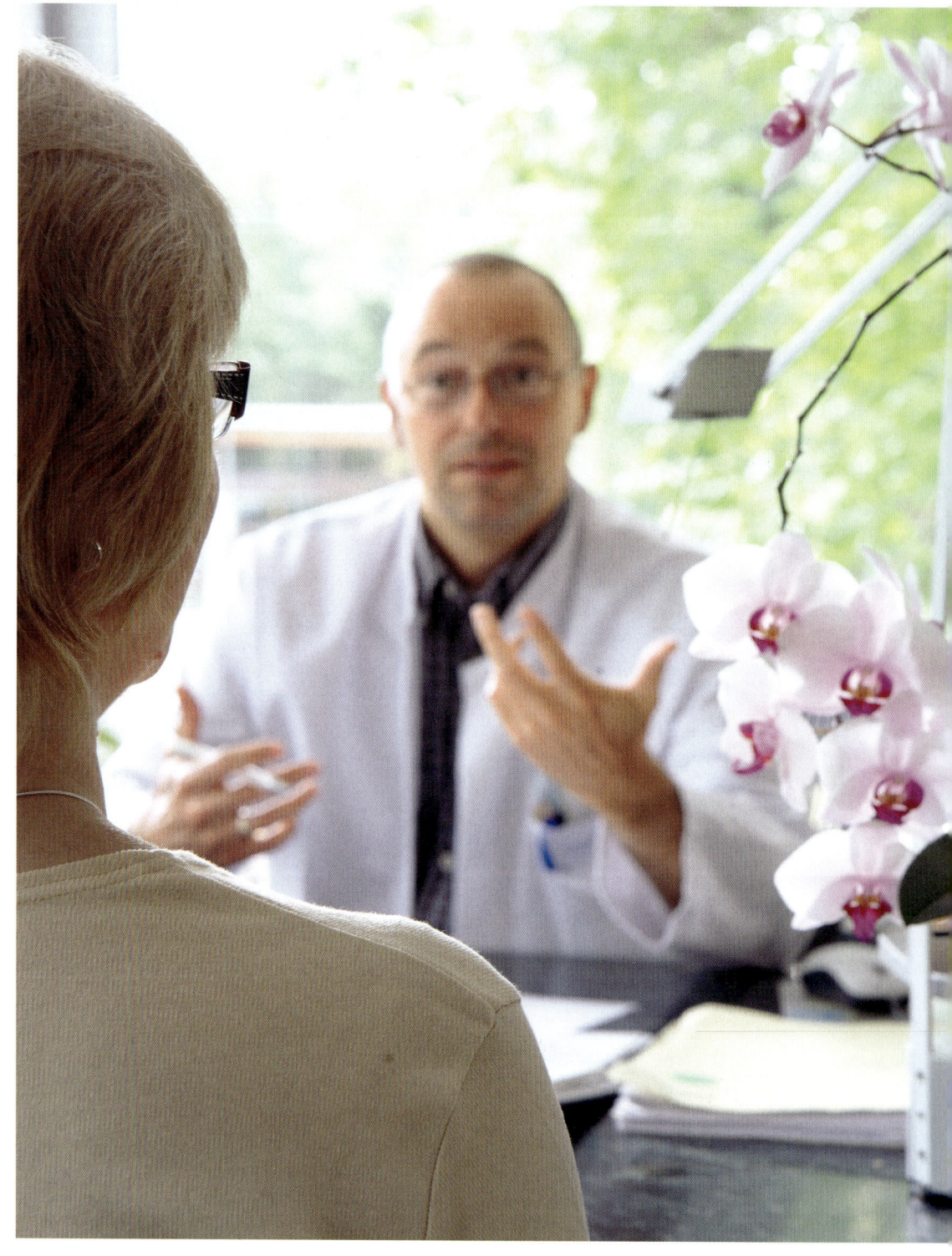

KREBS-KRANKHEIT

Eine sicher wirksame Krebsvorbeugung, möglichst gegen alle Arten von Krebserkrankungen zugleich, würde die Aussicht auf ein sehr langes Leben wunderbar erhellen. Während man sich mit vielerlei Mühsal arrangieren kann, die das Alter so mit sich bringen kann, ist eine Krebserkrankung ein ungleich tieferer Einschnitt ins Leben. Und je älter Menschen werden, desto wahrscheinlicher trifft es sie.

AUS DER ART GESCHLAGEN

Im Jahr 2008 war bei 45 von 100 Menschen, die im Alter von mehr als 60 Jahren gestorben sind, eine Krebserkrankung die Todesursache. Bis Mitte des 19. Jahrhunderts war das anders. Da starben die meisten Menschen relativ jung, vor allem an Infektionskrankheiten. Erst seit Hygiene, Wasserversorgung, Abwasserbeseitigung und zunehmende Bildung und wachsender Wohlstand die Voraussetzungen geschaffen haben, um die Lebensspanne weit auszudehnen, stieg die Zahl der bösartigen Tumorerkrankungen derart an. Das liegt vor allem daran, dass die meisten Tumoren geraume Zeit brauchen, bis sie bedrohlich werden.

Tumoren entstehen besonders häufig in Organen, in denen in rascher Folge Zellen absterben und ersetzt werden müssen.

Dazu gehören die Schleimhaut im Magen-Darm-Trakt, die Haut, Blut- und Leberzellen. Diese andauernde Zellerneuerung ist eine Schwachstelle, denn dabei treten immer wieder einmal Fehler auf. Normalerweise teilen sich Zellen nur bis zu einer begrenzten Menge und nur für eine begrenzte Zeit. Doch wenn die Kontrolle versagt, teilen sie sich häufiger als sie es sollten oder sie sterben nicht wie vorgesehen ab. Auf solche Fehler ist der Körper eingerichtet. Er kann aus der Art geschlagene Zellen beseitigen und fehlerhafte Systeme reparieren. Wenn aber die dafür zuständigen Mechanismen geschwächt sind oder wenn sie überfordert sind, weil zu viele Zellen zu schnell unkontrolliert wachsen, kann eine Krebserkrankung entstehen. Bis aber Ansammlungen von Tumorzellen das

Leben bedrohen, vergeht meist einige Zeit. Dementsprechend wird auch der Effekt von Vorbeugemaßnahmen nicht sofort sichtbar, sondern man darf sich ihn frühestens nach Jahrzehnten erhoffen.

Die Vorbeugung vor Krebserkrankungen, die heutzutage möglich ist, setzt an zwei Stellen an. Das Erste ist, alles zu meiden oder zumindest zu verringern, was Krebs fördert. Das bedeutet zum Beispiel, nicht zu rauchen und bei Arbeiten mit krebserregenden oder erbgutschädigenden Substanzen alle erforderlichen Schutzmaßnahmen zu ergreifen. Darüber hinaus können die Tumorwächter-Systeme gestärkt und unterstützt werden. Denn wenn sie ihre Aufgaben erfolgreich erledigen, haben die im Körper immer wieder entstehenden veränderten Zellen keine Chance, zu einem bedrohlichen Tumor heranzuwachsen.

Eine Reihe von Maßnahmen richtet sich auf die Vorbeugung vor Krebserkrankungen allgemein. Darüber hinaus gibt es Spezielles, das bestimmte Tumorarten verhindern soll.

FRÜHERKENNUNG

Für eine Reihe von Krebserkrankungen gehören Früherkennungsuntersuchungen zum regulären Angebot der Krankenkassen. Wer sie nutzt, sagt oft: „Ich gehe zur Vorsorge." Vorsorgen, also verhindern, lässt sich eine Krebserkrankung jedoch mit keiner dieser Untersuchungen. Mit Glück kann man einen bestehenden Tumor früh erkennen und durch Behandlungen ein langes Krankenlager und vorzeitigen Tod verhindern.

Das unterscheidet diese Untersuchungen wesentlich von denen des Check-up 35 + (siehe Seite 54). Bei dieser Gesundenuntersuchung fallen körperliche Veränderungen auf, die zu Krankheiten führen können, denen man aber noch mit geeigneten Maßnahmen vorbeugen kann. Das Ziel des Check-up 35 + ist es also, die Entstehung von bestimmten Krankheiten zu verhindern. Das Ziel von Untersuchungen zur Früherkennung von Krebs ist dagegen, eine bestehende Krankheit früh zu erkennen, um sie dann hoffentlich besser behandeln zu können.

Für eine verantwortliche Entscheidung, ob man eine Früherkennungsuntersuchung durchführen lässt oder nicht, sind allgemein verständliche Informationen unerlässlich, deren Inhalt nicht von Interessengruppen bestimmt ist. In ihrem Onlineangebot „Krebsfrüherkennung" hat die Stiftung Warentest solche wissenschaftlich abgesicherten Informationen über Nutzen und Risiken von Früherkennungsuntersuchungen zusammengestellt (www.test.de/themen/gesundheit-kosmetik/frueherkennung).

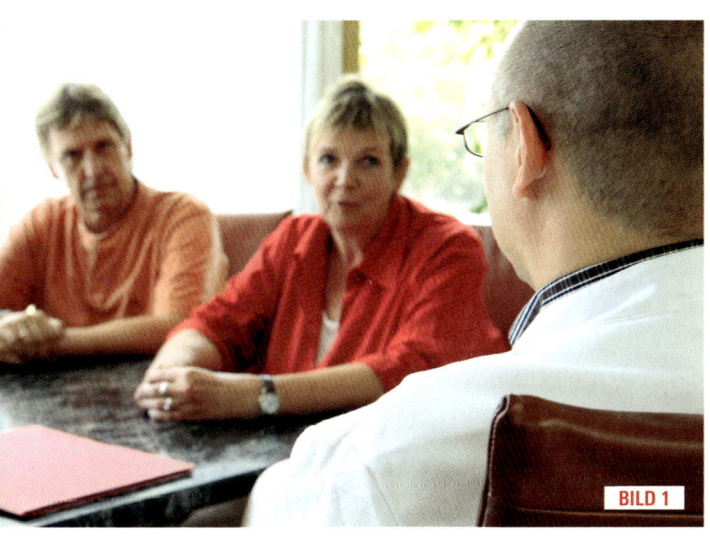

BILD 1

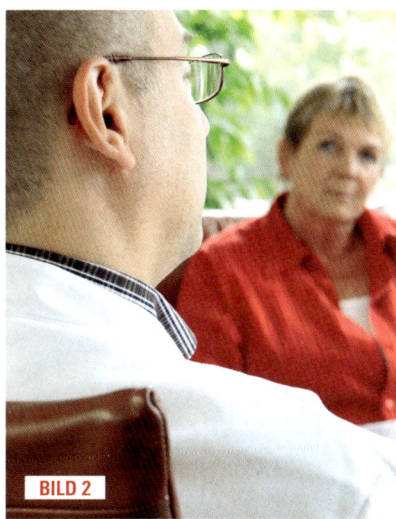

BILD 2

Hautkrebs

Jedes Jahr erkranken in Deutschland etwa 120 000 Menschen an Hautkrebs.

Auf Kosten der Krankenkassen können sich Menschen, die älter sind als 35 Jahre, alle zwei Jahre die Haut des gesamten Körpers auf Auffälligkeiten untersuchen lassen. Bevor dieses Früherkennungsprogramm begann, wurde es in Schleswig-Holstein ein Jahr lang erprobt. Die speziell geschulten Allgemein- und Hautärzte entdeckten bei einer von 619 Personen einen Hautkrebs. Durch frühzeitige Entfernung lässt sich verhindern, dass sich der Krebs ausbreitet oder schwere Gewebeschäden hervorruft. Bei der Früherkennungsuntersuchung fällt bei einer Reihe von Personen allerdings auch etwas auf, was sich später als harmlos herausstellt. Die Gewebeentnahme, mit der das abgeklärt wird, birgt aber keine schwerwiegenden Risiken. Daher gehen Experten davon aus, dass bei der Früherkennung auf Hautkrebs der Nutzen einen möglichen Schaden überwiegt.

Darmkrebs

Als Darmkrebs wird meist zusammengefasst, was Mediziner in Dickdarm- und Enddarmkrebs (Kolon-Rektal-Karzinom) unterscheiden. In Europa trifft diese Krankheit einen von 100 Menschen zwischen 45 und 75 Jahren.

Zur Früherkennung von Darmkrebs dienen der Haemoccult-Test und die Darmspiegelung. Zulasten der gesetzlichen und privaten Krankenkassen haben Männer und Frauen zwischen 50 und 55 Jahren jedes Jahr Anspruch auf einen Haemoccult-Test. Ab 55 können sie statt des Tests eine Darmspiegelung vornehmen lassen. Sie kann nach zehn Jahren wiederholt werden. Wer die Darmspiegelung nicht in Anspruch nehmen möchte, kann stattdessen alle zwei Jahre einen Haemoccult-Test machen.

Der Haemoccult-Test setzt auf den chemischen Nachweis von nicht sichtbarem (okkultem) Blut im Stuhl. Dazu muss etwas Stuhl auf ein Spezialpapier gestrichen werden. An dieser Probe wird der Test im Labor vorgenommen. Das Ergebnis ist wenig verlässlich. Auf einen tatsächlich entdeckten Darmkrebs kommen etwa zehn falsche Verdachtsdiagnosen.

Mithilfe der Darmspiegelung wird bei sechs von 1 000 Personen Darmkrebs entdeckt. Experten gehen davon aus, dass weniger als einer von zehn Tumoren mit mehr als einem Zentimeter Größe übersehen wird. Diese in den Körper eingreifende Untersuchung ist unangenehm und mit gewissen Risiken behaftet. Es kann Herz-Kreislauf-Komplikationen geben, Infektionen sind möglich, auch innere Verletzungen, die mit Blutungen einhergehen, sind aufgetreten. Im Rahmen des deutschen Koloskopie-Programms kommt es bei zwei bis sieben von 10 000 Spiegelungen zu einer Verletzung, die die Einlieferung ins Krankenhaus oder eine Operation im Bauchraum nötig macht.

Gebärmutterhalskrebs

Das Krebsfrüherkennungsprogramm der Krankenkassen sieht für alle Frauen ab dem 20. Lebensjahr einmal im Jahr eine gynäkologische Untersuchung vor. Hierbei wird geschaut, ob die Muttermundschleimhaut auffällig verändert ist. Man geht davon aus, dass das bei etwa vier von 100 Frauen zwischen 25 und 40 Jahren der Fall ist.

Für den Test macht der Arzt einen Zellabstrich vom Gebärmutterhals (Pap-Test). Die Fehlerrate dieses Tests sinkt, je häufiger er wiederholt wird. Seit der Test im Jahr 1971 für alle Frauen verfügbar wurde, ist die Zahl der an Gebärmutterhalskrebs gestorbenen Frauen von elf pro 100 000 Frauen auf zwei von 100 000 im Jahr 2002 gesunken.

Das Risiko dieses Tests besteht vor allem darin, dass aufgrund eines falschen Krebsverdachts eine an sich unnötige

Operation vorgenommen wird. Außerdem entdeckt der Test auch Zellveränderungen, die sich mit der Zeit von selbst zurückbilden würden. Nur aus einer von acht Schleimhautveränderung entwickelt sich tatsächlich Krebs.

Brustkrebs

Im Jahr 2006 lebten in Deutschland etwas mehr als 42 Millionen Frauen. Von ihnen bekamen schätzungsweise 43 000 die Diagnose Brustkrebs. 17 286 Frauen starben im Jahr 2006 daran.

Zur Früherkennung können Frauen regelmäßig selbst ihre Brüste abtasten, ob sie Knoten spüren. Allerdings ist das äußerst unzuverlässig. Ärztin oder Arzt finden bei einer Tastuntersuchung etwa die Hälfte bis zwei Drittel der vorhandenen Tumoren. Allerdings fallen bei 80 von 1 000 der 40- bis 50-jährigen Frauen und 40 von 1 000 der 60- bis 70-Jährigen auch Knoten auf, die gar kein Tumor sind.

Eine weitere Möglichkeit bietet die Mammografie, das Röntgen der Brüste. In Deutschland werden alle Frauen zwischen 50 und 69 Jahren jedes zweite Jahr zu einer für sie kostenlosen Mammografie eingeladen. Die Altersbegrenzung beruht darauf, dass die Abwägung zwischen Vor- und Nachteilen dieser Krebsfrüherkennung für Frauen diesen Alters günstig ausfällt. Bei Frauen unter 50 Jahren, die in aller Regel die Wechseljahre noch vor sich haben, ist das Brustgewebe der Brüste meist dichter. Daher ist die Mammografie bei ihnen weniger treffsicher als bei älteren Frauen. Zudem ist Brustkrebs bei jüngeren Frauen seltener. Es müssen also viel mehr Frauen geröntgt werden, bis ein Nutzen erkennbar wird. Die beste Treffsicherheit weisen Mammografien auf, die in einem zertifizierten Brustzentrum unter qualitätsgesicherten Bedingungen gemacht werden. Dann werden nach bisherigen Erkenntnissen von 1 000 Frauen, die 20 Jahre lang die Untersuchung regelmäßig wahrnehmen, fünf vor dem Tod durch Brustkrebs bewahrt. Bei weiteren fünf Frauen wird durch die Untersuchung ein Brustkrebs erkannt, der ihr Leben jedoch nicht bedroht hätte. Es gibt nämlich Formen von Brustkrebs, die so langsam wachsen und so selten Absiedelungen (Tochtergeschwulste/Metastasen) bilden, dass die Frauen an diesem Krebs nicht sterben würden. Weil aber zum Zeitpunkt der Diagnose niemand absehen kann, wie sich der Tumor weiterentwickeln wird, werden auch diese Frauen mit Operation, Bestrahlung und/oder Chemotherapie behandelt. Bei 50 Frauen ergibt die Mammografie einen falschen Verdacht auf Brustkrebs. Dass es sich um einen Fehlalarm handelt, weiß man jedoch erst, nachdem sich die Frauen einer Gewebeprobe unterzogen haben.

Prostatakrebs

Im Jahr 2006 lebten in Deutschland etwas mehr als 40,3 Millionen Männer. Von ihnen bekamen schätzungsweise 40 000 die Diagnose Prostatakrebs. 11 577 starben im Jahr 2006 daran.

Im Rahmen des Krebsfrüherkennungsprogramms der Krankenkassen wird Männern ab 45 Jahre einmal jährlich eine Tastuntersuchung auf Prostatakrebs angeboten. Damit kann bei etwa 40 bis 80 von 1 000 Männern zwischen 55 und 74 Jahren ein Prostatatumor entdeckt werden. Etwa zwei Drittel der vorhandenen Tumoren werden allerdings nicht bemerkt.

Eine weitere Methode zur Früherkennung von Prostatakrebs ist der PSA-Test. Hierfür wird im Blut die Menge eines speziellen Eiweißes, des prostataspezifischen Antigens (PSA), bestimmt.

Als Früherkennungsuntersuchung ist dieser Test keine Leistung der Krankenkassen. Männer, die diesen Test durchführen lassen wollen, müssen ihn als individuelle Gesundheitsleistung (IGeL) selbst bezahlen.

Der PSA-Test übersieht etwa ein Fünftel der Tumoren, die sich in den nächsten drei bis vier Jahren durch Symptome bemerkbar machen würden. Zugleich liefert der PSA-Test aber bei 40 bis 60 von 100 getesteten Männer einen Fehlalarm. Bei ihnen wird dann Gewebe aus der Prostata zur Untersuchung entnommen (Biopsie), doch es finden sich keine Anzeichen für einen bedrohlichen Tumor. Diese Gewebeentnahme ist nicht ohne Risiko. Außerdem werden dabei Tumoren erkannt, die das Leben der Männer gar nicht bedroht hätten, weil sie so langsam wachsen. Derzeit ist nicht eindeutig nachgewiesen, dass die Risiken, die sich durch die Folgen des PSA-Tests ergeben kön-

BILD 1 Bewegung dient dem Krebsschutz
BILD 2 Besser frische Luft statt Zigarettenrauch

nen, durch einen Nutzen aufgewogen werden. Der Entschluss zum PSA-Test sollte also wohlüberlegt sein. Folgende Internetadresse kann für Männer hilfreich sein, die sich überlegen, ob sie einen PSA-Test machen lassen sollen oder nicht: www.psa-entscheidungshilfe.de. Ausführliche Informationen finden sich auch im Ratgeber „Gesunde Prostata" der Stiftung Warentest.

NIE WIEDER RAUCHEN

Die wohl am besten gesicherte, am wenigsten umstrittene und effektivste Strategie zur Vorbeugung vor Krebs ist, nicht zu rauchen. Es ist davon auszugehen, dass Zigarettenrauchen für 30 von 100 aller Krebssterbefälle verantwortlich ist.

Diese Aussagen sind das Ergebnis jahrzehntelanger Forschungsarbeit. Es gibt keinen Zweifel: Zwischen Rauchen und Krebserkrankungen besteht ein enger Zusammenhang. Zigarettenrauchen ist eine Ursache für Lungenkrebs, für Tumorerkrankungen des Mundes, der Speiseröhre, Nieren, Blase, Bauchspeicheldrüse, des Magens, des Gebärmutterhalses und von akuter Leukämie. Andere Krebserkrankungen können durch Rauchen möglicherweise befördert werden.

SO VIEL BEWEGUNG WIE MÖGLICH

Vieles spricht dafür, dass Menschen, die sich viel bewegen, seltener an Krebs erkranken als die mit sitzender Lebensweise. Speziell für Dickdarmkrebs werden die Belege als überzeugend eingestuft, für Brust- und Gebärmutterschleimhautkrebs gelten sie als wahrscheinlich.

Es wird vermutet, dass der Zusammenhang zwischen körperlicher Aktivität und Krebsvorbeugung vor allem in der Energiebilanz besteht. Was an Kalorien zugeführt wird, muss durch Muskelarbeit wieder verbraucht werden. Andernfalls steigt das Gewicht und sehr oft auch das Krebsrisiko. Ferner gibt es Hinweise, dass das Bindeglied zwischen Bewegung und Krebs verschiedene Hormone sind. Muskelarbeit senkt die Konzentration von Insulin und wirkt sich auf die Menge weiterer Hormone im Blut aus, die den Zellen das Signal zum Wachsen geben (siehe Wachstumshormon, Seite 43).

Die Experten haben sich allerdings nicht festgelegt, wie lange und wie intensiv man sich betätigen muss, um davon mit Recht einen Krebsschutz zu erwarten.

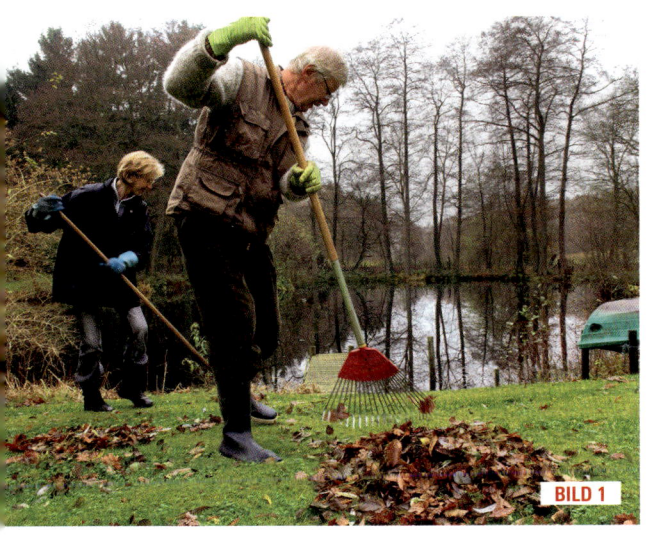

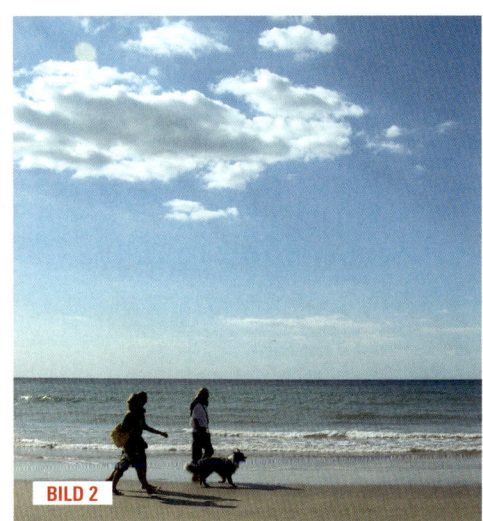

BILD 1

BILD 2

Als Minimum sprechen sie von einer halben Stunde, in der man ins Schwitzen kommt, an drei Tagen der Woche. Andere empfehlen eine Stunde pro Tag mit moderater Intensität, was etwa zügigem Gehen entspricht. Diese Zeit soll auch abschnittsweise absolviert werden können. Bis es zu dieser Frage wissenschaftlich abgesicherte Empfehlungen gibt, bleibt als individuelle Schlussfolgerung: So viel Bewegung wie möglich. Was zur Vorbeugung vor Herz-Kreislauf-Erkrankungen nützlich ist (siehe Seite 56), wird gegen Krebs nicht verkehrt sein.

BUNT ERNÄHRT IST GUT

Als Vorbeugung vor Krebserkrankungen ist eine mediterrane Kost (siehe Seite 36) sicherlich nicht verkehrt. Möglicherweise kommt das vor allem denjenigen zugute, die bisher wenig Buntes gegessen haben. Ob sich mit einer pflanzenbetonten Ernährung aber wirklich etwas gegen Krebs ausrichten lässt, ist ungewiss. Bisher gibt es keine gesicherte Verknüpfung zwischen der Zusammensetzung der Nahrung und dem Auftreten von Krebserkrankungen. Am ehesten gesichert ist, dass Obst und stärkefreie Gemüse das Risiko verringern können, an einem Krebs der Mundhöhle, Speiseröhre und des Magens zu erkranken. Bei Obst gilt das auch für Lungenkrebs.

Alkohol in einer Menge, die über das unbedenkliche Maß hinausgeht (siehe Seite 59), kann die Entstehung von Krebs der Mundhöhle, Speiseröhre, bei Frauen der Brust und bei Männern des Darms fördern. Wahrscheinlich erhöht er auch das Risiko für Leberkrebs und bei Frauen auch das von Darmkrebs. Also ist hier Maßhalten die richtige Devise.

Bei all der medizinischen Forschung über den Zusammenhang zwischen Ernährung und Krebs ist aber deutlich geworden, dass es nicht einen einzigen Faktor gibt, der für alle Krebsarten gleichermaßen bedeutend ist. Iss dies oder lass das, führt also in der Krebsvorbeugung nicht weiter.

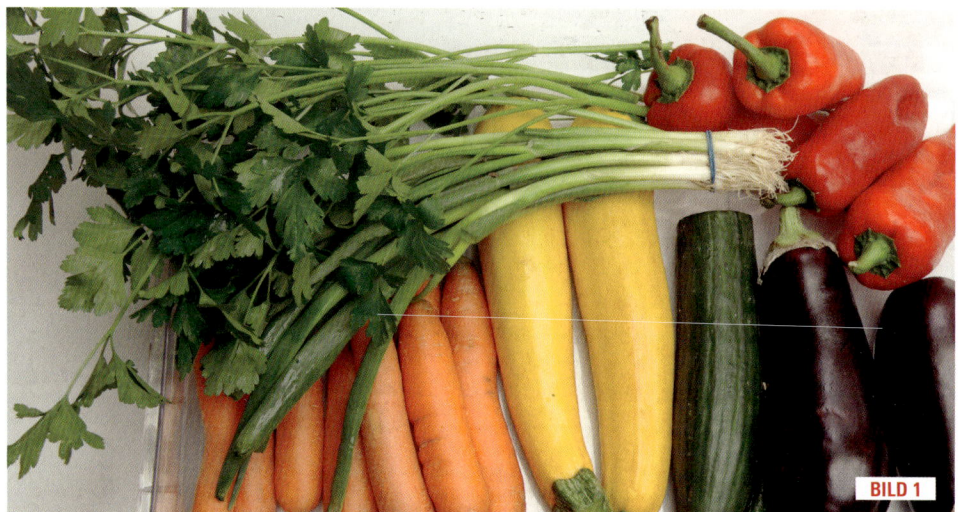

BILD 1 Fünf Portionen Gemüse am Tag

Grüner Tee

Seit viele Zeitungen die Wirkung von grünem Tee in den höchsten Tönen gelobt haben, erweitert er in vielen Haushalten die Getränkepalette. Zu dem guten Ruf kam er durch die Katechine, die in den frischen Blättern der Teepflanze enthalten sind. Es sind sehr wirkungsvolle Antioxidanzien, von denen man sich krebshemmende Eigenschaften verspricht. Grüner Tee wird so hergestellt, dass die Inhaltsstoffe der frischen Blätter erhalten bleiben. Bei schwarzem Tee ist das anders, da er fermentiert wird. Also wurde geprüft, ob sich ein Zusammenhang finden lässt zwischen dem regelmäßigen Trinken von grünem Tee und der Häufigkeit von verschiedenen Krebsarten.

Für die Antwort hat eine internationale Forschergruppe im Jahr 2009 alle verfügbaren Studien dazu gesichtet. Es waren 51 Arbeiten, die 1,6 Millionen Menschen einbezogen. Ihr Resümee lautet: Vielleicht, vielleicht aber auch nicht. Bei Leber- und Lungenkrebs gab es Hinweise auf eine vorbeugende Wirksamkeit. Bei Prostatakrebs war das Risiko tatsächlich geringer, bei Blasenkrebs könnte es dagegen sogar angestiegen sein. Die Ergebnisse vieler anderer Studien widersprachen sich.

Eine solche Datenlage erlaubt seriöserweise keine Empfehlung. Einen Schluss zogen die Forscher aber doch: Teeliebhaber, die jeden Tag drei bis fünf Tassen, aber nicht mehr als 1,2 Liter grünen Tee trinken, können diese Gewohnheit gefahrlos beibehalten. Ob sie damit allerdings Krebs vorbeugen, ist ungewiss.

Eine Publikation von Anfang 2010 fügt dieser Aussage einen neuen Aspekt hinzu. Lauwarm muss der grüne Tee sein, wenn er Magenkrebs vorbeugen soll. So zumindest lautet das Fazit einer Studie, bei der Forscher aus Italien, Kanada und China gemeinsam die Häufigkeit von Magenkrebs in einer chinesischen Region untersucht haben, in der diese Krebserkrankung besonders häufig auftritt.

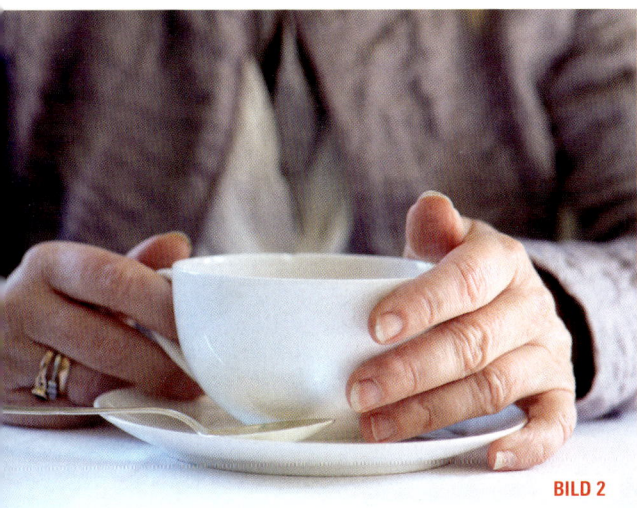

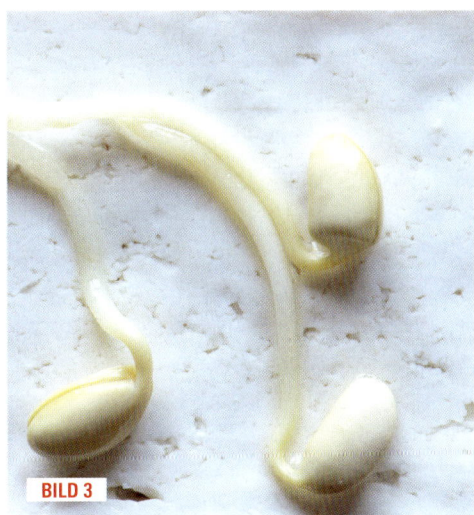

BILD 2

BILD 3

BILD 2 Grünen Tee lauwarm trinken   **BILD 3** Sojakeime enthalten Vitamin E

VITAMINE

Obst und Gemüse einkaufen, daraus etwas zubereiten, was allen am Tisch schmeckt, und zwar dreimal am Tag und das Ganze Tag für Tag wieder – für die meisten ist das kein verlockendes Programm, nicht einmal, wenn es um Krebsvorbeugung geht. Viele wollen sich das gesunde Leben erleichtern und greifen statt zum Einkaufskorb zu Präparaten mit Vitaminen, Mineralstoffen und Spurenelementen. Sie leitet der Gedanke, schließlich seien das ja die Inhaltsstoffe, um die es bei Obst und Gemüse geht.

Doch das ist zu kurz gedacht. Zwar gibt es in Obst und Gemüse, Kräutern und Tees tatsächlich viele Substanzen, von denen man Gutes erwarten kann. Rote und gelbe Früchte enthalten zum Beispiel Flavonoide, rote Trauben und Rotwein Resveratrol, Tee Katechine, Sojaprodukte Genistein, Kohlsorten Indolverbindungen, Tomaten Lycopin – um die meistgenannten Inhaltsstoffe aufzuführen. Alle diese Substanzen wurden auch daraufhin wissenschaftlich untersucht, ob sie sich zur Krebsvorbeugung eignen. Konkrete Aussagen über krebsvorbeugende Eigenschaften haben sich daraus aber nicht ergeben.

In vielen Studien wurden auch die großen Hoffnungen überprüft, die in synthetisch hergestellte Vitamine und Mineralstoffe gesetzt wurden. Sie haben sich nicht nur nicht erfüllt. Im Gegenteil: Einige Vitaminkombinationen erhöhten sogar die Krebsrate, anstatt sie zu senken. Die Ergebnisse waren derart ernüchternd, dass heute nur noch wenige Wissenschaftler von derartigen Präparaten eine krebsvorbeugende Wirkung erwarten. Die anderen Experten sind sich einig: Einen Nutzen bringt nur die Vielfalt des ganzen Gewachsenen – die natürliche Frucht oder das Gemüse –, die isolierten Bestandteile erfüllen die Erwartungen nicht.

Diese Bedenken gegenüber Präparaten gelten auch für solche, die Obst oder Gemüse in Form von Extrakten enthalten. Für keines von ihnen ist nachgewiesen, dass sie Krebs vorbeugen können.

BILD Garantiert unschädlich: Vitamine aus der Natur

Antioxidanzien

Die Vitamine A, C und E, manchmal auch noch zusätzlich das Spurenelement Selen werden als Antioxidanzien bezeichnet, weil sie in der Lage sind, aggressive Sauerstoffmoleküle unschädlich zu machen. Diese Sauerstoffverbindungen, so vermutet man, schädigen die Erbsubstanz von Zellen und werden so zu einer Ursache von Krebserkrankungen. Von dem Einsatz dieser Vitamine und vielleicht auch von Selen erhofft man sich eine krebsvorbeugende Wirksamkeit. Doch einmal mehr folgt die Realität der Theorie nicht. Weder Multivitaminpräparate noch einzelne Vitamine und/oder Mineralstoffe können vor Krebs schützen.

Diese Aussage basiert auf einer Vielzahl von Studien, die zu dieser Thematik gemacht wurden. In ihnen wurde untersucht, wie häufig Krebserkrankungen auftreten, wenn die Teilnehmer entweder einzelne Vitamine oder festgelegte Kombinationen einnehmen oder ein Scheinmedikament. Hier einige Beispiele:

Vitamin E und/oder Selen

Im Jahr 2009 wurde eine Studie veröffentlicht, bei der mehr als 35 000 Männer fünfeinhalb Jahre lang Vitamin E und/oder Selen eingenommen hatten. Sie erbrachte nichts, was auf eine krebsschützende Wirksamkeit hinweist. Allerdings war der Selenspiegel bei diesen Männern schon zu Beginn der Studie relativ hoch. Durch die Einnahme der Präparate haben sie ihn

SELEN: WO IST ES DRIN?	
Für gesunde Erwachsene wird der Tagesbedarf auf 30–70 Mikrogramm Selen geschätzt. In 100 Gramm essbarem Anteil sind enthalten:	
Kokosnüsse	810 Mikrogramm
Paranüsse	103 Mikrogramm
Thunfisch	82 Mikrogramm
Schweineleber	56 Mikrogramm
Krabben	50 Mikrogramm
Rotbarsch	44 Mikrogramm
Scholle	32 Mikrogramm
Kabeljau	28 Mikrogramm
Nudeln (mit Ei)	20 Mikrogramm
Schweinefleisch	12 Mikrogramm
Emmentaler Käse	11 Mikrogramm
Ei	10 Mikrogramm
Joghurt	1,5 Mikrogramm

noch weiter angehoben. Es ist denkbar, dass sich das ungünstig ausgewirkt hat. Ob es eine krebsvorbeugende Wirkung hat, einen niedrigen Selenspiegel durch die Einnahme von Präparaten anzuheben, ist also weiterhin unklar.

Welche Lebensmittel besonders reich an Vitamin E sind, finden Sie unter „Vitamin E: Wo ist es drin?" auf Seite 102.

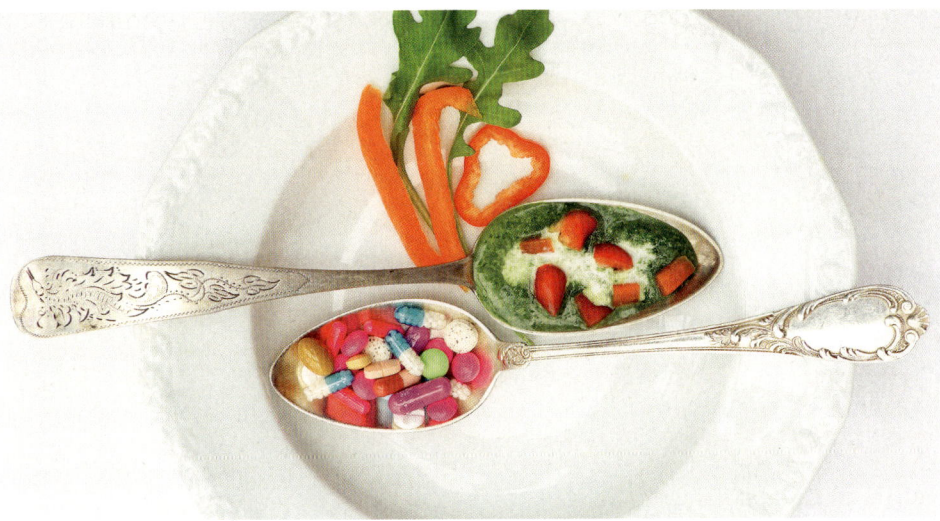

Vitamin C und/oder Vitamin E

Im selben Jahr endete in den USA eine Studie an fast 15 000 Männern im Alter von mehr als 50 Jahren, die zehn Jahre lang entweder Vitamin C oder Vitamin E oder beides eingenommen hatten. Weder Vitamin C noch E wirkten sich darauf aus, wie häufig Darm-, Lungen-, Prostata- und andere Krebsarten auftraten.

Welche Lebensmittel ganz besonders reich an Vitamin C sind, finden Sie unter „Vitamin C: Wo ist es drin?" auf Seite 102. Welche viel Vitamin E enthalten, finden Sie unter „Vitamin E: Wo ist es drin?" auf Seite 102.

Folsäure, Vitamin B$_6$ und B$_{12}$

Im Jahr 2008 kam das Ergebnis einer Studie heraus, in der fast 5 500 Frauen über 42 Jahre mehr als sieben Jahre lang entweder die drei genannten B-Vitamine – einzeln oder in unterschiedlichen Kombinationen – oder ein Scheinmedikament eingenommen hatten. Es gab keinen nennenswerten Unterschied zwischen den Gruppen, wie häufig Krebserkrankungen auftraten.

Ein Jahr später wurde allerdings die Detailanalyse einer anderen Studie veröffentlicht. Deren mehr als 6 000 Teilnehmer hatten gut drei Jahre lang entweder Vitamin B$_6$ oder Vitamin B$_{12}$ und Folsäure oder Vitamin B$_6$, B$_{12}$ und Folsäure oder ein Scheinmedikament eingenommen. Nach gut drei Jahren traten in der Gruppe, die Folsäure und Vitamin B$_{12}$ eingenommen hatte, mehr Krebsneuerkrankungen auf als zu erwarten waren. Dieser Anstieg ging auf das Konto von Lungenkarzinomen; alle anderen Tumorarten entsprachen dem Durchschnitt.

Als Grund wird vermutet, dass die Vitamineinnahme nicht nur, wie erhofft, das Wachstum von Abwehrzellen angeregt hat, sondern auch das von Krebszellen.

Welche Lebensmittel besonders reich an Folsäure sind, finden Sie unter „Folsäure: Wo ist sie drin?" auf Seite 64. Welche viel Vitamin B$_{12}$ enthalten, finden Sie unter „Vitamin B$_{12}$: Wo ist es drin?" auf Seite 64.

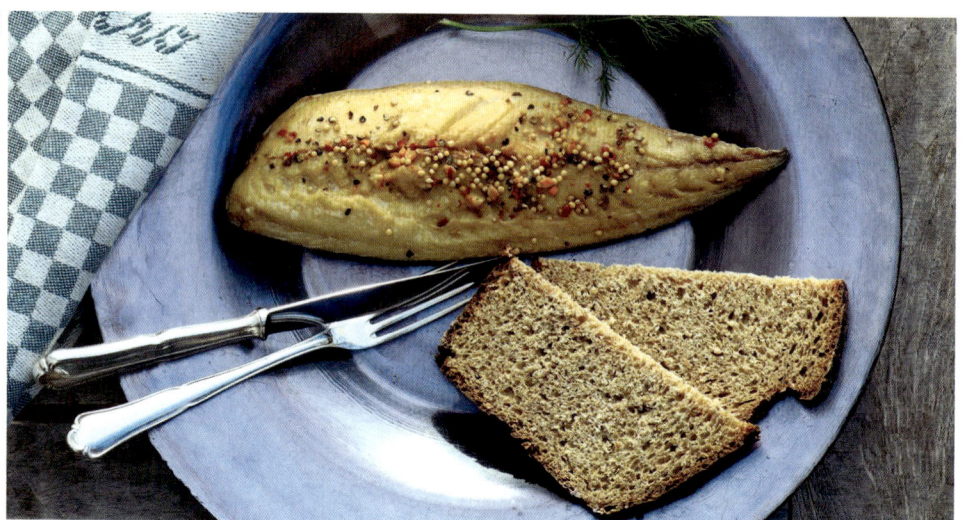

OMEGA-3-FETTSÄUREN

Omega-3-Fettsäuren, spezielle Bestandteile im Fischöl, tun Herz und Blutgefäßen gut (siehe Seite 58). Es finden sich aber auch Veröffentlichungen, die diesen Fettsäuren krebsvorbeugende Eigenschaften zusprechen. Diese Nachricht entbehrt allerdings einer seriösen Grundlage. Denn die Übersichtsarbeit, die dieser Frage nachging, konnte das nicht bestätigen.

In ihr wurden Untersuchungen gesichtet, bei denen die Teilnehmer Nahrungsergänzungsmittel mit Omega-3-Fettsäuren oder solche mit Fischöl einnahmen. Sie zeigten keinen Zusammenhang zwischen diesem Inhaltsstoff und der Häufigkeit, mit der Krebserkrankungen auftraten. Mal war die Zahl der Tumorerkrankungen erhöht, mal war sie verringert. Je besser die Studien aufgebaut waren und je mehr Teilnehmer sie hatten, desto geringer war der Effekt.

Danach ist es sehr unwahrscheinlich, dass Omega-3-Fettsäuren Krebserkrankungen vorbeugen können.

Welche Lebensmittel besonders reich an Omega-3-Fettsäuren sind, finden Sie unter „Omega-3-Fettsäuren: Wo sind sie drin?" auf Seite 59.

ÜBERGEWICHT

Menschen mit Übergewicht haben ganz klar ein größeres Krebsrisiko als andere, die Normalgewicht haben. Allerdings gilt dieser Zusammenhang nicht für alle Krebsarten. Überzeugend nachgewiesen ist er für Speiseröhren-, Bauchspeicheldrüsen-, Nieren- und Darmkrebs, bei Frauen für Gebärmutterschleimhautkrebs und bei älteren Frauen für Brustkrebs. Vielleicht gehört auch Krebs der Gallenblase dazu.

Umgekehrt ist nachgewiesen, dass die Krebshäufigkeit zurückgeht, wenn Menschen Gewicht verlieren.

BILD Zur Krebsvorsorge eignet sich Fisch nicht – aber zur gesunden Ernährung gehört er dazu

HAUTKREBS

„Bist du schön braun geworden!" Dieses Kompliment freut immer noch viele Menschen, obwohl „schön" und „braun" nach heutigem Wissen wirklich nicht mehr zusammenpassen. Stattdessen ist vielmehr ein möglichst umfassender Schutz vor UV-Strahlung angesagt: lichtundurchlässige, bedeckende Kleidung, das Auftragen von Sonnenschutzmitteln mit einem Lichtschutzfaktor, der sowohl dem Hauttyp als auch der aktuellen Intensität der UV-Strahlung angepasst ist, keine Nutzung von Solarien. Die Haut vor UV-Strahlung abzuschirmen, ist eine sicher wirksame Vorbeugung vor Hautkrebs. Das gilt sowohl für die gefährlichste Form, den schwarzen Hautkrebs (malignes Melanom), als auch für weißen Hautkrebs (Plattenepithelkarzinom, Basaliom). Nebenbei trägt Sonnenschutz auch noch dazu bei, das vorzeitige Altern der Haut zu begrenzen (siehe Seite 119).

Die UV-Strahlung der Sonne und aus Solarien ist die wichtigste Ursache von Hautkrebs, die man einfach selbst vermeiden kann.

LUNGENKREBS

Wer Lungenkrebs vermeiden will, nimmt sich am besten zu Herzen, was auf den Zigarettenverpackungen steht: Rauchen kann Lungenkrebs verursachen. Mehr als 90 von 100 Männern, bei denen Lungenkrebs diagnostiziert wird, haben geraucht; bei den Frauen sind es 60 von 100. Je früher jemand anfängt zu rauchen und je länger er oder sie dabei bleibt, desto wahrscheinlicher wird die Krankheit. Im Durchschnitt dauert es 30 bis 40 Jahre, bis sie in Erscheinung tritt.

Wer also das Rauchen aufgibt, verbessert seine Chancen auf ein langes Leben. Allerdings muss man die Zigarettenabstinenz schon eine Reihe von Jahren durchhalten, bis sich das Lungenkrebsrisiko dem eines Menschen annähert, der nie geraucht hat. Bei Frauen scheint das Risiko rascher zurückzugehen als bei Männern.

Nichtraucher sorgen für ihre Gesundheit, indem sie sich dem Passivrauchen konsequent entziehen. In Gegenwart eines Rauchers ist man einer Vielzahl von Schadstoffen ausgesetzt, die das Lungenkrebsrisiko erhöhen.

Am Arbeitsplatz ist für bestimmte Tätigkeiten das Tragen von Masken oder Filtergeräten vorgeschrieben. Diese Bestimmungen dienen zum Schutz der Gesundheit und sind unbedingt einzuhalten. Vor dem Einatmen von zum Beispiel Asbest, Arsen, Chrom, Nickel, aromatischen

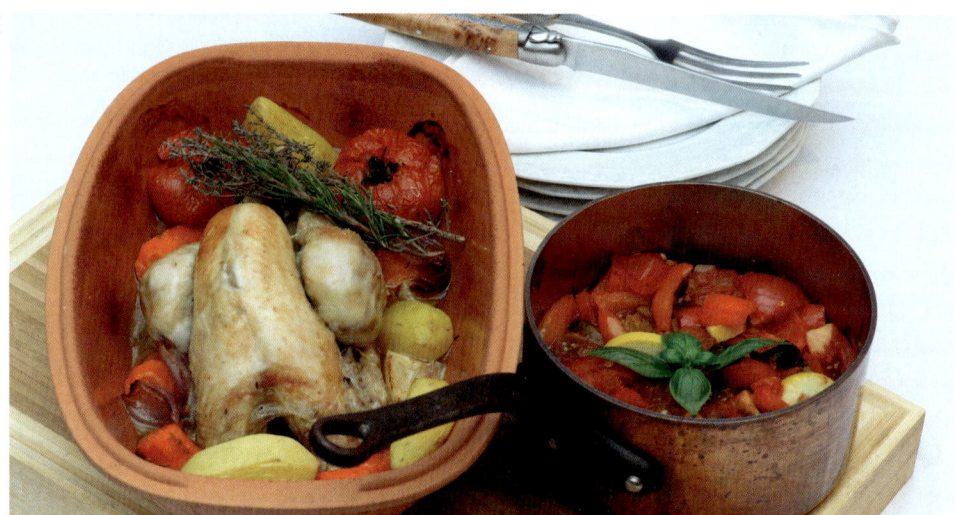

Kohlenwasserstoffen, Dieselruß und Fein-
stäuben müssen sich Arbeitnehmer schützen. Ihre lungenschädigenden Eigenschaften sind gesichert.

Vitamin A oder Betacarotin

Vitamin A und seine Vorstufe Betacarotin
gehören zu den Antioxidanzien, die aggressive Sauerstoffmoleküle unschädlich
machen sollen. Von diesem Vitamin erhoffte man sich vornehmlich Schutz vor
Lungenkrebs. Da man zudem annahm, Vitamin A könne Lungenveränderungen, die
auf dem Rauchen beruhen, wieder rückgängig machen, sollten Raucher von diesem Vitamin ganz besonders profitieren.

Es gab berechtigten Grund zu dieser
Hoffnung, denn Experimente im Labor
und Untersuchungen an Zellen hatten sie
geschürt. Dennoch wurde Vitamin A zum
Paradebeispiel dafür, dass die Beobachtung von Einzelreaktionen und der Nutzen
für Menschen grundverschieden sein können. Zweifelsohne kann Vitamin A aggressive Sauerstoffmoleküle unschädlich machen. Doch als man einer großen Zahl von
Rauchern und Exrauchern unter Studien-
bedingungen Vitamin A oder Betacarotin
gab und sie nach fünf bis acht Jahren

nachuntersuchte, stellte man bei denen,
die Betacarotin eingenommen hatten,
18 Prozent mehr Fälle von Lungenkrebs
fest als bei den Männern, die das nicht
getan hatten. Außerdem starben auch
mehr dieser Männer.

Zwei Jahre später wurde eine Studie
vorzeitig abgebrochen, in der Raucher
und Exraucher Vitamin A und Betacarotin
eingenommen hatten. Die Lungenkrebs-
rate war derart deutlich angestiegen, dass
die Fortsetzung der Studie nicht mehr zu
verantworten war. Letztlich führte das sogar zu Konsequenzen vonseiten der Arz-
neimittelbehörde. Arzneimittel mit Betacarotin enthalten nun eine Warnung, dass
sie von Menschen, die mehr als 20 Zigaretten am Tag rauchen, nicht eingenommen werden dürfen.

Diese gravierenden Nebenwirkungen
sind nicht zu befürchten, wenn Vitamin A
als Nahrungsbestandteil aufgenommen
wird. In nennenswerter Menge ist es in
Karotten, Spinat, Grünkohl, Leber, tieri-
schen Fetten, Eiern und Fleisch enthalten.
Doch um seine Versorgung mit Vitamin A
braucht sich in aller Regel niemand zu sorgen. Sie liegt bei den meisten Menschen
über dem Tagesbedarf.

BILD Rotes Gemüse mit Vitamin A
braucht keinen Warnhinweis

DARMKREBS

Schon lange wird vermutet, dass ein gesunder Lebensstil auch dazu beiträgt, Darmkrebs zu vermeiden. Ob dem wirklich so ist, haben dänische Forscher untersucht. Sie verfolgten zehn Jahre lang die Krankheitsgeschichten von mehr als 55 000 Frauen und Männern im Alter von etwa 40 bis 50 Jahren, von denen zu Beginn der Studie keiner Krebs hatte.

Diejenigen, die gesund lebten, waren eindeutig besser dran: Bei ihnen lag die Rate an Darmkrebserkrankungen 23 Prozent unter der, die für gewöhnlich zu erwarten wäre. Als gesunder Lebensstil galt es, wenn die Menschen üblicherweise 30 Minuten pro Tag körperlich aktiv waren, nicht rauchten, sich gesund ernährten, Frauen pro Woche nicht mehr als 7 Gläser Alkohol zu sich nahmen, Männer nicht mehr als 14 Gläser und wenn der Bauchumfang bei Frauen unter 88 Zentimetern lag, bei Männern unter 102 Zentimetern.

Ernährung

Im Dick- und Enddarm landen die Nahrungsbestandteile, die der Körper nicht verwerten kann. Die Passage dieser Nahrungsreste durch den Dickdarm kann Stunden, aber auch Tage dauern. Während dieser Zeit wirkt das, was ausgeschieden werden soll, auf die Darmschleimhaut ein. Schädliche Substanzen können dann die Zellen der Darmschleimhaut angreifen.

Eine ballaststoffreiche Ernährung kann die Häufigkeit verringern, mit der Darmkrebs auftritt. Zwei große Studien haben die darmkrebsvorbeugende Wirkung einer solchen Kostform bestätigt. Offenbar können Ballaststoffe sowohl die Entstehung von Polypen als auch ihre Umwandlung in bösartige Tumoren verhindern. Polypen sind zwar zunächst gutartige Tumore, doch weil sich ein Teil von ihnen im Laufe der Zeit bösartig verändern kann, sieht man in ihnen einen Hinweis auf das Darmkrebsrisiko.

Bei einer ballaststoffreichen Ernährung kommen viel Vollkornprodukte, Gemüse und Obst auf den Tisch.

Außerdem kann man davon ausgehen, dass eine fischreiche Ernährung das Darmkrebsrisiko senkt, wohingegen es steigt, wenn viel rotes Fleisch und Fleischprodukte verzehrt werden. Mit rotem Fleisch ist zum Beispiel das von Schwein, Rind und Lamm gemeint; Geflügel wie Huhn und Pute hat dagegen weißes Fleisch.

Kalzium

Schon seit geraumer Zeit gibt es Hinweise, dass Kalzium eventuell die Bildung von Polypen im Dickdarm verhindert. Sie gelten als Vorstufe eines möglichen Darmkrebs. In mehreren Studien wurde untersucht, ob sich durch die Einnahme von Kalziumtabletten solchen Polypen tatsächlich vorbeugen lässt. Eine zusammenfas-

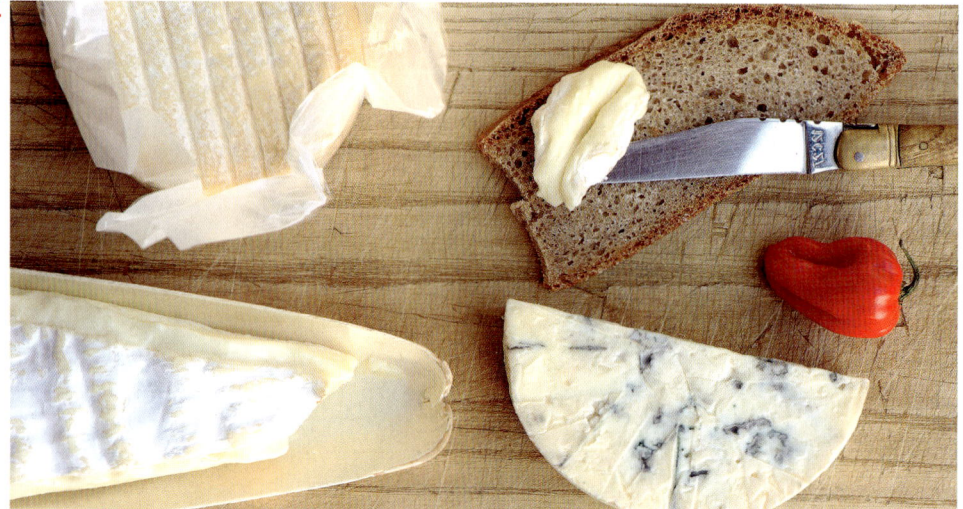

sende Auswertung dieser Ergebnisse bestätigte die Hoffnung: Die tägliche Einnahme von 1,2 Gramm Kalzium hilft sehr wahrscheinlich, der Entstehung von Polypen vorzubeugen.

Welche Lebensmittel besonders reich an Kalzium sind, finden Sie unter „Kalzium: Wo ist es drin?" auf Seite 88.

Näheres zur Bedeutung von Kalzium bei Osteoporose finden Sie auf Seite 88.

Statine

Arzneimittel aus der Gruppe der Statine, auch CSE-Hemmer genannt, werden bei Fettstoffwechselstörungen verordnet. Sie sollen dazu beitragen, dass sich Herz- und Gefäßerkrankungen nicht bedrohlich verschlimmern (siehe Seite 68).

Doch Statine können noch mehr. Bei Menschen, die jahrelang Statine einnehmen, gibt es seltener Darmkrebs als bei denen, die diese Medikamente nicht einnehmen. Die Risikoverringerung wird mit 47 Prozent angegeben.

Die Forscher sind der Meinung, es sei noch zu früh, um die Einnahme von Statinen zur Darmkrebsvorbeugung wirklich zu empfehlen. Schließlich greifen diese Mittel in das gesamte Körpergeschehen

ein und man kennt die Auswirkungen noch nicht gut genug, um eine vorbeugende Einnahme empfehlen zu können. Aber diejenigen, die diese Medikamente aufgrund ihrer erhöhten Blutfettwerte ohnehin einnehmen sollen, dürfen sich mit Recht einen zusätzlichen Schutzeffekt erhoffen.

NSAR

Unter dem Namen Aspirin® kennt wohl jeder den Wirkstoff Azetylsalizylsäure als Kopfschmerzmittel. Arzneimittel mit der Bezeichnung Diclofenac (Voltaren®) und Ibuprofen (Brufen®) sind vor allem Menschen mit Gelenkproblemen bekannt. Diese Medikamente und einige andere gehören zur Gruppe der nichtsteroidalen Antirheumatika, NSAR, die bei Schmerzen und Entzündungen hilfreich sind.

Doch diese Medikamente können nicht nur Schmerzen lindern. Sie beeinflussen auch Vorgänge, wie sie bei Entzündungen stattfinden. Und das scheint der Weg zu sein, auf dem sie auch die Bildung von Schleimhautveränderungen bremsen, jenen Polypen, die als Krebsvorstufe gelten. Jedenfalls zeigte eine Übersichtsarbeit über neun Einzelstudien ganz klar, dass

BILD Viel Kalzium – wenig Darmpolypen

Azetylsalizylsäure das Wiederauftreten von Dickdarmpolypen entscheidend verringert. Wenn es bereits solche Wucherungen gibt, unterstützen NSAR deren Rückbildung.

Damit wären sie eigentlich ein höchst willkommenes Mittel, um Darmkrebs vorzubeugen. Dass sie dennoch nicht allgemein empfohlen werden, liegt an ihren unerwünschten Wirkungen. Diese Medikamente beeinflussen die Blutgerinnung. Das erklärt, warum bei denjenigen, die sie eingenommen hatten, vermehrt gefährliche Blutungen auftraten. Außerdem können sie bei regelmäßiger Einnahme die Schleimhaut von Magen und Darm angreifen, was Magen- und Zwölffinger-

darmgeschwüre nach sich ziehen kann. Dass in einigen Studien auch vermehrt Herzinfarkte und Schlaganfälle auffielen, kann mit der ungünstigen Wirkung dieser Medikamente auf Herz und Kreislauf zusammenhängen.

Die negativen Folgen der Einnahme dieser Substanzen können also durchaus größer sein als ihr Nutzen. Daher wird davon abgeraten, auf eigene Faust, ohne Absprache mit Ärztin oder Arzt diese Arzneimittel einzunehmen – selbst wenn sie ohne Rezept erhältlich sind. Diejenigen jedoch, die diese Arzneimittel – ärztlich verordnet – einnehmen, können auf einen zusätzlichen Gewinn in Form von Darmkrebsvorbeugung hoffen.

BRUSTKREBS

Wohl jede Frau hat eine Freundin oder Verwandte mit Brustkrebs. Und jedes Mal stellt sich von Neuem die Frage: Kann man denn gar nichts tun, um dieser Krankheit zu entgehen?

Eine sicher wirksame Vorbeugestrategie gibt es leider immer noch nicht. Doch es gibt eine Reihe von Einzelfaktoren, die sich als nützlich erwiesen haben, um das Brustkrebsrisiko zu senken.

Rauchen

Die negativen Auswirkungen des Rauchens sind auch beim Brustkrebs feststellbar. So zum Beispiel in jener (US-amerika-

nischen Studie, in der der Gesundheitszustand von fast 80 000 Frauen zwischen 50 und 79 Jahren fünf Jahre lang verfolgt wurde. Das Brustkrebsrisiko von Frauen, die viel rauchen und das schon lange tun, und auch bei denen, die damit bereits als Teenager angefangen haben, ist deutlich höher als bei den anderen Frauen.

Im Vergleich zu Nichtraucherinnen lebten die Frauen am risikoreichsten, die mehr als 50 Jahre geraucht haben. Aber selbst bei denen, die zu rauchen aufgehört hatten, war das Brustkrebsrisiko erst 20 Jahre später wieder so wie das der Nichtraucherinnen.

BILD 1 + 2 Bewegung gegen Brustkrebs –
die Energiebilanz beeinflusst die Hormone

Das Brustkrebsrisiko erhöht sich sogar bei Frauen, die passiv Tabakrauch ausgesetzt sind. Definiert wurde Passivrauchen als in der Kindheit mehr als zehn Jahre Zigarettenrauch ausgesetzt sein, als Erwachsene länger als 20 Jahre im Haushalt und mehr als 10 Jahre am Arbeitsplatz. Dann liegt das Brustkrebsrisiko 32 Prozent über dem von Frauen, die rauchfrei leben.

Bewegung

Der Einfluss von Bewegung auf das Brustkrebsrisiko wird immer deutlicher. Je mehr Bewegung, desto unwahrscheinlicher die Erkrankung. Am deutlichsten ist der Effekt bei Frauen nach den Wechseljahren. Um rund ein Drittel war das Risiko bei den aktivsten der 10 000 Teilnehmerinnen einer Studie geringer als bei denen, die sich wenig körperlich betätigten. Dabei muss es gar kein anstrengender Sport sein. Es genügt, im Alltag aktiv zu sein, viel zu Fuß zu gehen, mit dem Rad statt dem Auto zu fahren und den Garten in Schuss zu halten. Das allerdings möglichst oft. Die aktivsten Frauen der Studie gingen zum Beispiel pro Tag zwei Stunden zu Fuß und fuhren eine Stunde Rad, während die inaktivsten nur etwa 30 Minuten täglich zu Fuß unterwegs waren.

Auf welche Weise Bewegung die Zellen in der Brust beeinflusst, ist noch nicht geklärt. Die Forscherinnen vermuten aber, dass es hormonelle Mechanismen sind, denn es spielte keine Rolle, ob die Frauen mehr oder weniger wogen, viel oder wenig Kalorien aufnahmen.

Ernährung

Sich gesund zu ernähren, ist nie verkehrt. Doch ob Frauen viel Obst und Gemüse essen oder wenig, spielt für ihr Brustkrebsrisiko wohl keine Rolle. Es sei denn, sie hätten die Wechseljahre bereits hinter sich. Für diese Frauen wurde ein deutlich verringertes Brustkrebsrisiko nachgewiesen, wenn sie sich nach mediterraner Manier ernähren.

Unklar ist, was von pflanzlichen Hormonen (Phytoöstrogene) zu halten ist, wie sie unter anderem in Sojaprodukten vorkommen. Von ihnen erwartete man eigentlich einen Schutz vor Brustkrebs. Zumindest erklärte man sich mit dem reichlichen Verzehr von Sojaprodukten die Tatsache, dass asiatische Frauen viel seltener Brustkrebs bekommen als Frauen, die im Westen leben. Doch je genauer man hinschaute, desto unwahrscheinlicher wurde es, dass Phytoöstrogene die Ursache sind. Vielmehr liegt es wohl auch bei asiatischen Frauen daran, dass sie sich im Tagesablauf sehr viel bewegen und dass sie nur selten übergewichtig sind.

Ein Schutzeffekt der Pflanzenhormone vor Brustkrebs ließ sich jedenfalls bis heute nicht bestätigen. Im Gegenteil: Es ist nicht auszuschließen, dass zumindest die Konzentrate, die als Nahrungsergänzungsmittel geschluckt werden können, das Brustkrebsrisiko sogar vergrößern könnten. Außerdem können sie die Schilddrüsenfunktion beeinträchtigen.

Diese unerwünschten Wirkungen überraschen nicht sehr. Schließlich können

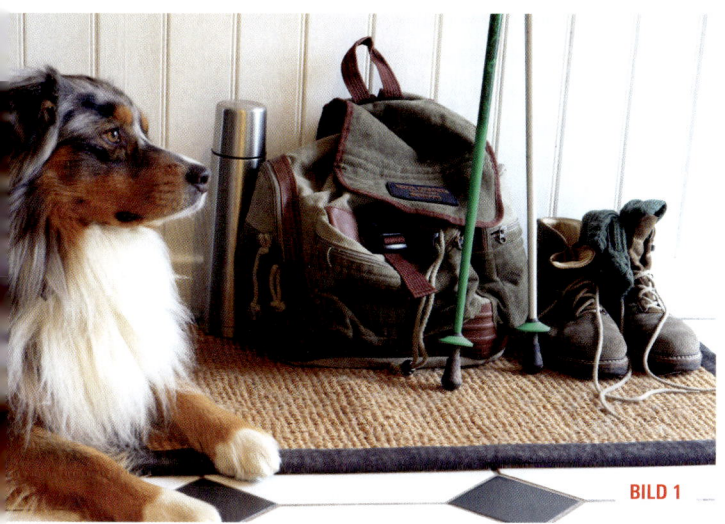

BILD 1

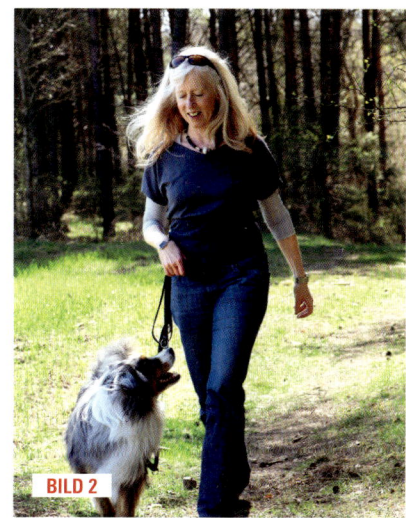

BILD 2

diese Pflanzeninhaltsstoffe im Körper ähnliche Wirkungen entfalten wie das Hormon Östrogen, das nach den Wechseljahren ganz klar das Brustkrebsrisiko erhöht (siehe Seite 112). Studien, in denen die Sicherheit dieser Produkte über viele Jahre hinweg beobachtet wurde, gibt es bisher nicht. Auch welche Dosierung unproblematisch im Hinblick auf Nebenwirkungen ist, ist nicht verlässlich festgelegt.

Alkohol ist ein bekannter Risikofaktor für Brustkrebs. Je höher der Konsum, desto größer die Wahrscheinlichkeit zu erkranken.

Gewicht

Bisher ging man von einem Zusammenhang zwischen hohem Gewicht und Brustkrebs aus. Als Erklärung dachte man an die Hormone, die im Fettgewebe entstehen. Mittlerweile tendiert man aber eher zu der Ansicht, dass nicht das Gewicht an sich das Brustkrebsrisiko erhöht, sondern vielmehr die Energiebilanz. Wie viel Kalorien eine Frau mit der Nahrung aufnimmt und wie viel sie durch körperliche Aktivität verbraucht, beeinflusst möglicherweise den Hormonspiegel, und zwar nicht nur den des Östrogens,

sondern auch den anderer Hormone. Und das wiederum könnte sich auf das Brustkrebsrisiko auswirken.

Hormone

Das Wachstum vieler Tumoren der Brust wird durch das Hormon Östrogen gefördert. Unter dem Einfluss dieses und eines weiteren Sexualhormons, dem Progesteron, stehen Frauen während der meisten Zeit ihres Lebens. Je länger diese Zeitspanne ist, desto größer das Brustkrebsrisiko. Damit wird Brustkrebs wahrscheinlicher, wenn eine Frau sehr jung ihre erste Regelblutung erlebt und erst spät in die Wechseljahre kommt.

Schwangerschaften und lange Stillzeiten senken demgegenüber das Brustkrebsrisiko.

Die Einnahme der Pille über viele Jahre lässt das Risiko für Brustkrebs zwar etwas ansteigen, senkt aber gleichzeitig das für andere Krebsarten.

Der Preis für eine Hormonbehandlung nach den Wechseljahren ist zweifellos ein erhöhtes Risiko für Brustkrebs – vor allem, wenn die Hormone hoch dosiert und länger als ein bis zwei Jahre angewendet werden (siehe Seite 93).

PROSTATAKREBS

Über die Ursachen von Prostatakrebs ist nur wenig bekannt. Auch Risikofaktoren lassen sich kaum angeben, abgesehen davon, dass diese Tumorart – wie die meisten – mit zunehmendem Alter häufiger auftritt und dass an ihrer Entstehung männliche Sexualhormone beteiligt sind. Eine derart offene Situation bietet Raum für allerlei Ansätze zur Vorbeugung. Bisher hat sich aber noch nichts als empfehlenswert herauskristallisiert.

Ernährung

Nach bisherigem Wissen beeinflusst die Ernährung die Entstehung von Prostatakrebs nicht. Bei den Männern, die viel Obst und Gemüse essen, ist diese Tumorart nicht seltener als bei anderen. Ob sehr fettreiche Nahrung ungünstig ist, ist ebenso wenig geklärt wie ein eventueller Nutzen von Pflanzenstoffen wie dem Lycopin aus Tomaten.

Vitamine

Mehrere Studien, die sich um eine eventuelle krebsvorbeugende Wirkung von verschiedenen Vitaminen drehten, wurden gezielt auch daraufhin ausgewertet, ob sich die Häufigkeit von Prostatakrebserkrankungen ändert. So beispielsweise eine, bei der fast 15 000 US-amerikanische Ärzte im Alter von mehr als 50 Jahren zehn Jahre lang Vitamin C und/oder Vitamin E oder ein Scheinmedikament eingenommen hatten. Das Ergebnis war ernüchternd. Weder Vitamin C noch E verringerte die Zahl der Prostatakrebserkrankungen.

Dennoch werden immer wieder Nahrungsergänzungsmittel mit Beschreibungen auf den Markt gebracht, die denken lassen, sie könnten etwas zur Prostatagesundheit beitragen. So warnten im Juni 2010 die Deutsche Gesellschaft für Urologie und der Berufsverband der Deutschen Urologen vor einem solchen Mittel mit dem Namen Dr. Hittich® PSA Balance. Es enthält als Inhaltsstoffe Bestandteile von Tomaten, Kürbiskernen und Ananas, Vitamin C, E, Zink und Selen. Im Internet spricht der Anbieter von „100 % sicheren Super-Inhaltsstoffen". Die Warnung der Fachärzte richtet sich vor allem darauf, der Wirkung solcher Mittel zu vertrauen und darüber notwendige ärztliche Untersuchungen zu versäumen.

Finasterid, Dutasterid

Viele Männer registrieren die Existenz ihrer Prostata erst ab etwa der Lebensmitte, wenn sie aufgrund einer deutlichen Größenzunahme das Wasserlassen erschwert. Meist handelt es sich dabei um eine gutartige Gewebevermehrung. Zu deren Behandlung sind eine Reihe von Medikamenten auf dem Markt. Einige Präparate enthalten als Wirkstoff Finasterid oder Dutasterid. Beide Substanzen greifen in den Stoffwechsel der Sexual-

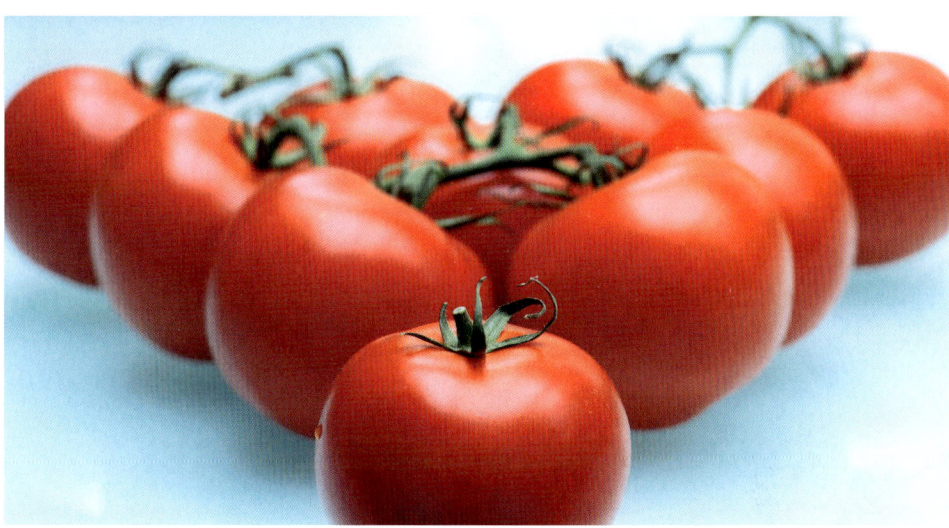

hormone ein. Sie verhindern, dass Testosteron gebildet wird, das für das Gewebewachstum verantwortlich ist.

Da Testosteron auch das Wachstum bösartiger Prostatazellen befördert, lag es nahe, Finasterid und Dutasterid daraufhin zu untersuchen, ob sie auch gegen bösartige Veränderungen etwas ausrichten können. Und in der Tat: Bei Männern, die Finasterid fünfeinhalb Jahre lang eingenommen hatten, gab es 25 Prozent weniger Prostatakarzinome als bei denen, die ein Scheinmedikament genommen hatten. Trotzdem wurde daraus keine empfehlenswerte Vorbeugestrategie. Der Grund waren weniger die unerwünschten Wirkungen wie Erektionsstörungen und Brustwachstum. Viel schwerwiegender war, dass zwar weniger, dafür aber aggressiver wachsende Prostatakarzinome

zu verzeichnen waren. Als Erklärung dafür vermuten die Forscher, dass die Medikamente vielleicht ein Milieu schaffen, in dem die Karzinome, deren Wachstum nicht durch Testosteron gefördert wird, sich gegen andere Tumorarten besser durchsetzen können.

Auch in Studien mit Dutasterid gab es weniger Prostatakarzinome, wenn ihre Zahl auch nicht in dem Maße zurückging wie bei Finasterid. Doch auch bei Dutasterid fiel auf, dass die Zahl aggressiv wachsender Tumoren zunahm, wenn das Mittel über längere Zeit eingenommen wurde.

Offenbar können diese Wirkstoffe vor allem jene Prostatatumore deutlich verkleinern oder in ihrem Wachstum hemmen, die ohnehin keine tödliche Gefahr gewesen wären. Verhüten können sie Prostatakrebs nicht.

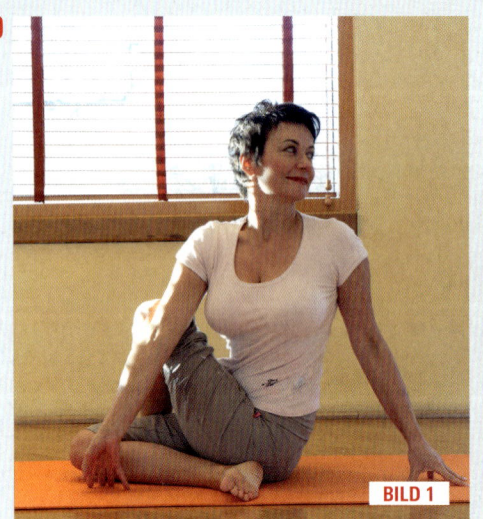 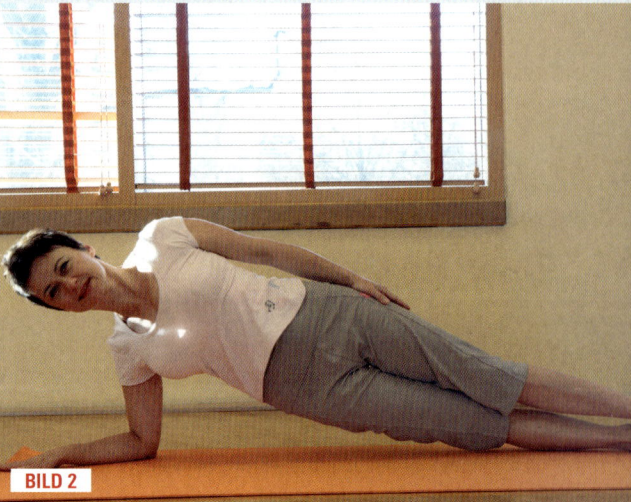

BILD 1 **BILD 2**

BILD 1 + 2 + 3 Der Schlüssel zu einem langen aktiven Leben sind vor allem Nichtrauchen, Bewegung, gesunde Ernährung, kein Übergewicht

UND NUN?

Wenn Sie diesen Ratgeber in der Hoffnung gelesen haben, endlich zu erfahren, in welchen Pillen sich denn nun der wirkliche Jungbrunnen verbirgt, sind Sie jetzt vielleicht enttäuscht. Geahnt haben Sie es ja schon vorher: Es gibt sie nicht, die Pille, die das Alter vertreibt und ewige Jugend und ein langes gesundes Leben schenkt.

Trotzdem besteht kein Grund zur Resignation. Denn hier ist zusammengetragen worden, worauf Sie sich nach dem derzeitigen Stand des Wissens wirklich verlassen können. Der Schlüssel zu einem langen aktiven Leben sind vor allem Nichtrauchen, Bewegung, gesunde Ernährung, kein Übergewicht.

Möglich, dass beim Lesen dieses Ratgebers von Kapitel zu Kapitel irgendwann Verwirrung aufkam: Mal ist von 30 Minuten Sport jeden Tag die Rede, mal von 45 Minuten dreimal pro Woche; mal soll es Ausdauertraining sein, mal Krafttraining. Die unterschiedlichen Angaben beruhen darauf, dass die Ergebnisse von Studien dargestellt worden sind, in denen der Effekt zur Vorbeugung einer definierten Krankheit untersucht wurde. So erfährt zum Beispiel derjenige, der für Dia-

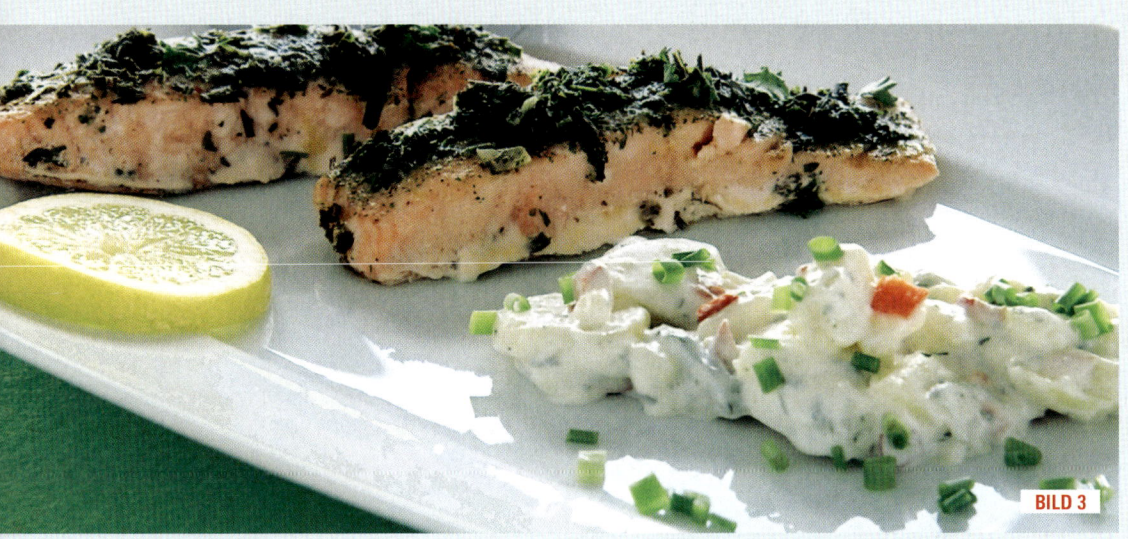

BILD 3

betes vorbelastet ist und vorbeugen will, was am ehesten Erfolg verspricht. Wer kein spezielles Problem hat und einfach fit bleiben möchte, zieht den Schluss: So viel Bewegung wie möglich. Es kann gar nicht zu viel sein. Wie das in den Alltag einzubauen ist, muss dann jeder seinen individuellen Lebensumständen gemäß entscheiden.

Ähnlich ist es mit den Hinweisen zur gesunden Ernährung. Zusammengefasst könnte es heißen: Ganz viel Gemüse und Obst, deutlich mehr Fisch und so oft wie möglich pflanzliche Fette statt tierischer. Alles Weitere ist dann Feinabstimmung für Interessierte.

Beim Rauchen ist hingegen alles einfach: Gar nicht erst anfangen oder ganz schnell aufhören.

Erfahrungsgemäß greifen die meisten Menschen zu Ratgebern wie diesem erst dann, wenn sie das Rentenalter bereits im Blick haben. Für viele ist es dann noch nicht zu spät, sich ums Gesundbleiben zu kümmern. Und wenn Sie dann die belebende Wirkung der täglichen Walking-Runde, der wöchentlichen Yogastunde oder sonstiger sportlicher Aktivitäten erfahren haben, geben Sie diesen Ratgeber am besten an Ihre Kinder oder vielleicht sogar die Enkel weiter. Denn ums Gesundbleiben kann man sich gar nicht früh genug bemühen.

Wirkstoff	Bedarfsdeckung in der Bevölkerung	Tagesbedarf Erwachsene
Vitamin A (Retinol)	Im Allgemeinen deutlich mehr als die empfohlene Menge	0,8–1 mg (= 2 650–3 350 I.E.)
Vitamin B$_1$ (Thiamin)	Im Allgemeinen deutlich mehr als die empfohlene Menge	1–1,3 mg
Vitamin B$_2$ (Riboflavin)	Im Allgemeinen deutlich mehr als die empfohlene Menge	1,2–1,5 mg
Vitamin B$_6$ (Pyridoxin)	Im Allgemeinen deutlich mehr als die empfohlene Menge	1,2–1,5 mg
Vitamin B$_{12}$ (Cyanocobalamin)	Mehr als die empfohlene Menge	3 Mikrogramm
Vitamin C (Askorbinsäure)	Im Allgemeinen deutlich mehr als die empfohlene Menge	100 mg, Raucher 150 mg
Vitamin D (Calciferol)	Erheblich unter der empfohlenen Menge	5 Mikrogramm (= 200 I.E.) ab 65 Jahre 10 Mikrogramm (= 400 I.E.)
Vitamin E (Tocopherol)	Etwa die Hälfte erreicht die empfohlene Menge nicht	12–15 mg
Vitamin K	Ausreichend	70–80 Mikrogramm
Biotin	Ausreichend	30–60 Mikrogramm (geschätzt)
Folsäure	Erheblich unter der empfohlenen Menge	400 Mikrogramm
Niacin	Weit mehr als die empfohlene Menge	13–17 mg
Pantothensäure	Etwa 20 von 100 erreichen die empfohlene Menge nicht	6 mg (geschätzt)
Eisen	Männer ausreichend; Frauen bis 50 Jahre deutlich weniger als die empfohlene Menge; ab 50 Jahre ausreichend	10–15 mg
Fluor	Keine Angaben	3,1–3,8 mg
Jod	Männer: etwa ein Drittel erreicht die empfohlene Menge nicht; Frauen: etwa die Hälfte erreicht die empfohlene Menge nicht	180–200 Mikrogramm
Kalzium	Etwa die Hälfte erreicht die empfohlene Menge nicht	1 000 mg
Magnesium	Etwa ein Drittel erreicht die empfohlene Menge nicht	300–400 mg
Selen	Keine Angaben	30–70 Mikrogramm (geschätzt)
Zink	In etwa ausreichend	7–10 mg

Erhöhter Bedarf	Unbedenkliche Dosis oder Höchstdosis
	Unbedenklich bis 3 mg pro Tag
Einnahme von Krebsmedikamenten, hoher Alkoholkonsum	Unbedenklich bis 200 mg pro Tag
Anstrengende körperliche Arbeit, schwere Krankheiten, Verletzungen, Operationen, Einnahme von Antidepressiva, hoher Alkoholkonsum	Unbedenklich bis 400 mg pro Tag für höchstens drei Monate
Sehr eiweißreiche Ernährung, Einnahme von Medikamenten bei Epilepsien und Tuberkulose	Höchstens 25 mg pro Tag
	Höchstens 5 mg pro Tag
Schwerstarbeiter, Hochleistungssportler, extrem Stressbelastete, bei eingeschränkter Nierenfunktion, Einnahme von Tetrazyklin und Medikamenten bei Epilepsien und Diabetes, hoher Alkoholkonsum	
Einnahme von Medikamenten bei Epilepsien	Höchstens 50 Mikrogramm pro Tag
	Höchstens 300 mg pro Tag
Einnahme von Medikamenten bei Epilepsien, Krebs, zur Malariavorbeugung, hoher Alkoholkonsum	Höchstens 1 mg pro Tag (Ausnahme: Gezielte Einnahme in der Schwangerschaft)
	Höchstens 35 mg pro Tag
Häufige und lange Menstruationsblutungen, Langzeiteinnahme von Azetylsalizylsäure, anhaltende Entzündungen, Krebserkrankungen	Nicht mehr als die angegebene Zufuhrmenge (Ausnahme: Zeitlich begrenzte Behandlung von Blutarmut)
	Unbedenklich bis zum Doppelten der empfohlenen Menge
	Höchstens 500 Mikrogramm pro Tag
	Höchstens 1 500 mg pro Tag
Arbeit in großer Hitze, intensiver Leistungssport, Einnahme von Medikamenten zur Entwässerung, Kortison; der Pille, hoher Alkoholkonsum	Höchstens 350 mg pro Tag zusätzlich aus Präparaten
Schwerste Verbrennungen, Verletzungen, Operationen, Blutverluste, Strahlentherapie, Langzeit-Dialyse	Höchstens 300 Mikrogramm pro Tag
Schwere Krankheiten	Höchstens 25 mg pro Tag

ADRESSEN – TIPPS ZU ERNÄHRUNG UND BEWEGUNG

Bundesvereinigung Prävention und
Gesundheitsförderung e. V. (BVPG)
Heilsbachstr. 30
53123 Bonn
Tel. 0228/9 87 27 – 0
Fax 0228/6 42 00 24
E-Mail: rg@bvpraevention.de
www.bvpraevention.de

Tipps zum Thema Ernährung von
Verbraucherzentrale Hamburg e. V.
Kirchenallee 22
20099 Hamburg
Tel. 040/248 32 – 0, Fax 040/248 32 – 290
E-Mail: info@vzhh.de
www.fitimalter.de

**Programme für Erwachsene zur
Gewichtsreduktion**
Ambulante Therapiezentren finden sich
unter:
- www.adipositas-gesellschaft.de/
  ambulant.php
- www.a-g-a.de
- Mobilis: Für Erwachsene mit BMI
  zwischen 30 und 40,
  www.mobilis-programm.de
- Optifast 52: Für Erwachsene mit BMI
  über 30, Abnehmprogramm mit For-
  mula-Drinks, Betreuung durch ein
  Therapiezentrum, www.optifast.de/
  home/OptifastProgramme/Optifast52
- Weight Watchers: Gruppentreffen mit
  Coach, Online-Community,
  www.weightwatchers.de

Mit Anderen aktiv sein
Datenbank der Bundesarbeitsgemein-
schaft der Senioren-Organisationen e. V.
zu regionalen und bundesweiten Bil-
dungsangeboten: www.wissendurstig.de

Nichtraucher werden
Auf der Internetseite www.rauchfrei-info.
de bietet die Bundeszentrale für gesundheitliche Aufklärung (BZgA) Informationen
zum Thema Rauchen und Nichtrauchen
und Hilfen zum Ausstieg an.

ZUM WEITERLESEN

- Kruse, Andreas; Wahl, Hans-Werner:
  Zukunft Altern – Individuelle und gesell-
  schaftliche Weichenstellungen. Spektrum
  Akademischer Verlag, Heidelberg.
  568 Seiten, 29,95 €.
- Otten, Dieter: Die 50+-Studie. Wie die
  jungen Alten die Gesellschaft revolutioni-
  ren. Rororo, 2008. 280 Seiten, 12 €
- Rabast, Udo: Gesundheit, langes Leben
  und Ernährung. Umschau-Verlag, 2010.
  300 Seite, 24,90 €.
- Radeboldt, Hartmut und Hildegard:
  Älterwerden will gelernt sein. Klett-Cotta,
  Stuttgart, 2009. 287 Seiten, 19,95 €.
- Tesch-Römer, Clemens; Engstler, H.;
  Wurm, S. (Hrsg.): Altwerden in Deutsch-
  land. Sozialer Wandel und individuelle
  Entwicklung in der zweiten Lebenshälfte.
  Vs Verlag, 2006. 540 Seiten, 59,95 €.

REGISTER

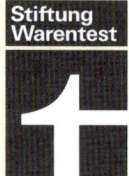

IMPRESSUM

© 2011 Stiftung Warentest, Berlin

Stiftung Warentest
Lützowplatz 11–13
10785 Berlin
Telefon 0 30/26 31–0
Fax 0 30/26 31–25 25
www.test.de

Vorstand: Dr. jur. Werner Brinkmann
Weiteres Mitglied der Geschäftsleitung:
Hubertus Primus (Publikationen)

Programmleitung: Niclas Dewitz
Autorin: Vera Herbst
Projektleitung / Lektorat: Christiane Hefendehl
Fachliche Beratung: Prof. Dr. Gerd Glaeske, Universität Bremen/pharmafacts Freiburg; Prof. Dr. med. Michael M. Kochen, Georg-August-Universität, Göttingen; Prof. Dr. Dr. h.c. Andreas Kruse, Ruprecht-Karls Universität Heidelberg

sowie für die jeweiligen Fachgebiete: Prof. Dr. med. Manfred Anlauf, Cuxhaven; Prof. Dr. med. Peter Berlit, Alfred Krupp Krankenhaus, Essen; Prof. Dr. med. Dr. h.c. Kay Brune, Friedrich-Alexander-Universität Erlangen-Nürnberg; Dr. Jutta Hübner, Klinikum der J. W. Goethe-Universität Frankfurt; Prof,. Dr. med. Swen Malte John, Universität Osnabrück

Titelentwurf: Susann Unger, Berlin
Layout: Pauline Schimmelpenninck Büro für Gestaltung, Berlin
Grafik und Satz: Sylvia Heisler
Bildnachweis – Titel: thinkstock ; **Innenteil:** Nele Braas, Fotos auf den Seiten 29, 80, 84, 87, 99 entstanden im Hotel Meridian Hamburg; Nele Braas/Ameos (S. 55, 68, 99, 128, 131, 150)

Produktion: Sylvia Heisler, Vera Göring
Verlagsherstellung: Rita Brosius (Ltg.), Susanne Beeh
Litho: tiff.any GmbH, Berlin
Druck: Mercedes-Druck, Berlin

Einzelbestellung:
Stiftung Warentest
Telefon 0 180 5/00 24 67
Fax 0 180 5/00 24 68
(je 14 Cent pro Minute aus dem Festnetz, maximal 42 Cent pro Minute aus dem Mobilfunknetz)
www.test.de

ISBN: 978-3-86851-124-6